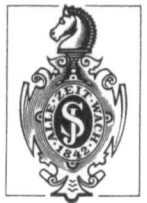

Irene Boll

Zytologische Knochenmarkdiagnostik

Ein Leitfaden

Zweite, neubearbeitete Auflage

Springer-Verlag Berlin Heidelberg GmbH 1980

Prof. Dr. Irene Boll
Rudower Straße 56, D-1000 Berlin 47

Die erste Auflage erschien beim
J. F. Lehmanns Verlag, München 1973 unter dem Titel:
Irene Boll: *Leitfaden der cytologischen Knochenmark-Diagnostik*

CIP-Kurztitelaufnahme der Deutschen Bibliothek. Boll, Irene: Zytologische Knochenmarkdiagnostik: e. Leitf / Irene Boll. – 2., neubearb. Aufl. – Berlin, Heidelberg, New York: Springer, 1980.

Das Werk ist urheberrechtlich geschützt. Die dadurch begründeten Rechte, insbesondere die der Übersetzung, des Nachdrucks, der Entnahme von Abbildungen, der Funksendung, der Wiedergabe auf photomechanischem oder ähnlichem Wege und der Speicherung in Datenverarbeitungsanlagen bleiben, auch bei nur auszugsweiser Verwertung, vorbehalten.
Bei der Vervielfältigung für gewerbliche Zwecke ist gemäß § 54 UrhG eine Vergütung an den Verlag zu zahlen, deren Höhe mit dem Verlag zu vereinbaren ist.
© by Springer-Verlag Berlin Heidelberg 1980
Originally published by Springer-Verlag Berlin Heidelberg New York in 1980.

Die Wiedergabe von Gebrauchsnamen, Handelsnamen, Warenbezeichnungen usw. in diesem Werk berechtigt auch ohne besondere Kennzeichnung nicht zu der Annahme, daß solche Namen im Sinne der Warenzeichen- und Markenschutz-Gesetzgebung als frei zu betrachten wären, und daher von jedermann benutzt werden dürften.

Gesamtherstellung: Oscar Brandstetter Druckerei KG, 6200 Wiesbaden
2127/3140-543210
ISBN 978-3-662-37058-2   ISBN 978-3-662-37757-4
DOI 10.1007/978-3-662-37757-4
Softcover reprint of the hardcover 2nd edition 1980

Vorwort

Vor 10 Jahren stellte ich für junge Mitarbeiter und Studenten, die die Knochenmarkzellen und ihre krankhaften Abarten erlernt hatten, eine Anleitung für die Befundung der Punktate von Patienten zusammen, da aus der Kenntnis der Zellen noch keine Befundung möglich ist. Eine solche zusammenhängende Anleitung fehlte im Buchhandel und aus den haematologischen Standardwerken waren entsprechende Kenntnisse nur mühsam zusammen zu suchen. Ein großes Zahlenmaterial von Differentialzählungen an Knochenmarkpräparaten, die ich vielen Doktoranden verdanke, stand für die quantitative Auswertung hierfür zur Verfügung. Dadurch wurden die rein qualitativen Veränderungen wie die Besiedlung des Knochenmarkes mit pathologischen Zellen ergänzt und Abweichungen rein quantitativer Art von der Norm durch Grenzwerte charakterisiert.

Der seinerzeit zusammengestellte Leitfaden erschien 1973 als Beiband der haematologischen Zeitschrift „BLUT" in J. F. Lehmanns Verlag, München. Bewußt verzichtete ich auf ein Atlas-Teil, da unübertreffliche Bildwerke vorlagen. Nachdem das Büchlein nach 5 Jahren vergriffen war, erklärte sich der Springer-Verlag zu einer Neuauflage bereit, die hier vorliegt.

Die Fortschritte in der Erkenntnis von der haematopoetischen Proliferationskinetik und deren Pathologie während der letzten Jahre, ergänzt durch eigene Ergebnisse in vitro, machten eine gründliche Überarbeitung notwendig. Erinnert sei an die neue Nomenklatur für akute Leukämien (*Löffler, Mathé* u. a.) und für lymphatische Systemerkrankungen (Kiel-Klassifikation *Lennert*). Mein Konzept über die normale haematopoetische Proliferation wurde als Stammbaum der Haematopoese in Kapitel 3.1.1 eingefügt und dient als Grundlage einer zusammenfassenden Darstellung der Blutkrankheiten (Kapitel 4).

Als Diagnose-Hilfe für Anfänger wurde in Kapitel 2.8 ein Entscheidungsbaum eingefügt, der nach nur 9. Symptomqualitäten des zytologischen Ausstriches, d. h., quantitativer und qualitativer Veränderungen der Zellzusammensetzung, es erlaubt, zu den knapp 30 möglichen Knochenmark-Diagnosen zu gelangen.

Diese verschiedenen Gedankenansätze sollen Hilfsmittel sein, um dem Haematologen eine größere diagnostische Hilfe aus der Knochenmark-Zytologie an die Hand zu geben, auf der anderen Seite aber die Grenzen der Knochenmark-Diagnostik zu erkennen.

Durch diese zweite Auflage des Leitfadens der Knochenmark-Zytologie hoffe ich, die haematologische Routine-Diagnostik zu erleichtern und zu verbessern.

Berlin, Mai 1980   Irene Boll

Inhaltsübersicht

1	*Einleitung*	1
2	*Allgemeiner Teil*	2
2.1	Indikation zur zytologischen Knochenmarkuntersuchung	2
2.2	Technik der Materialentnahme	2
2.3	Herstellung der zytologischen Präparate	4
2.3.1	Ausstriche aus Punktaten	4
2.3.2	Tupfpräparate vom Stanzzylinder	5
2.4	Phasenkontrastbeobachtung	6
2.5	Färben nach *Pappenheim*	6
2.6	Zytochemische Reaktionen	6
2.6.1	Peroxydase-Reaktion	6
2.6.2	Berliner-Blau-Reaktion	6
2.6.3	PAS-Reaktion	7
2.6.4	α-Naphthylacetat-Esterase	7
2.6.5	Alkalische Phosphatase	8
2.6.6	Saure Phosphatase	8
2.6.7	Sudan-Schwarz B	9
2.6.8	Färbung der Retikulozyten	9
2.6.9	Färbung der Heinz-Innenkörper	9
2.7	Mikroskopieren	9
2.8	Befundung des Knochenmarks (KM)	12
2.9	Befundung der zytochemischen Reaktionen	15
2.9.1	Berliner-Blau-Reaktion	15
2.9.2	Peroxydase-Reaktion	18
2.9.3	PAS-Reaktion	18
2.9.4	α-Naphthylacetat-Esterase	19
2.9.5	Saure Phosphatase	19
2.9.6	Alkalische Phosphatase	19
2.9.7	Sudanophilie	20
3	*Das normale Knochenmark*	21
3.1	Kinetik der normalen Hämatopoese	21
3.1.1	Myelopoese	21
3.1.2	Lymphopoese	22
3.1.3	Prinzip der hämatopoetischen Proliferation	23
3.2	Normalwerte	23
3.3	Morphologie und Nomenklatur-Hinweise	26
3.3.1	Blutlymphozyten	26
3.3.2	Prolymphozyten	26
3.3.3	Lymphoblasten	26
3.3.4	Immunoblasten	26
3.3.5	Knochenmarklymphozyten oder kleine Retikulumzellen	26

3.3.6	Histiozyten	27
3.3.7	Phagozytierende Histiozyten oder Makrophagen	27
3.3.8	Hämozytoblasten	27
3.3.9	Gewebsmastzellen	27
3.3.10	Plasmazellen nach *Marschalko*	27
3.3.11	Plasmoblasten	28
3.3.12	Osteoblasten	28
3.3.13	Osteoklasten	28
3.3.14	Myeloblasten	28
3.3.15	Basophiloblasten	28
3.3.16	Monoblasten	28
3.3.17	Promyelozyten	28
3.3.18	Neutrophile Myelozyten	28
3.3.19	Eosinophile bzw. basophile Myelozyten	29
3.3.20	Promozyten	29
3.3.21	Metamyelozyten	29
3.3.22	Stabkernige	29
3.3.23	Segmentkernige neutrophile Granulozyten	29
3.3.24	Eosinophile Granulozyten	29
3.3.25	Basophile Granulozyten oder Blutbasophile	30
3.3.26	Monozyten	30
3.3.27	Proerythroblasten	30
3.3.28	Basophile Erythroblasten	30
3.3.29	Polychromatische Erythroblasten	30
3.3.30	Oxyphile Erythroblasten	30
3.3.31	Reife Erythroblasten	30
3.3.32	Megaloblasten	30
3.3.33	Megaloblastoide	31
3.3.34	Megakaryoblasten	31
3.3.35	Promegakaryozyten	31
3.3.36	Megakaryozyten	31
4	***Das pathologische Knochenmark***	**32**
4.1	Verstärkte Proliferation	32
4.1.1	Erythrozyten	32
4.1.2	Granulozyten	32
4.1.3	Thrombozyten	32
4.1.4	Monozyten und Makrophagen	32
4.1.5	Baso- und Eosinophilie	32
4.2	Genuine Erkrankungen der verstärkten Proliferation	32
4.2.1	Chronische myeloische Leukämie	32
4.2.2	Polycythaemia vera	32
4.2.3	Megakaryozyten-Leukämie mit Thrombozytose	32
4.3	Genuine Hemmung der Differenzierung	32
4.3.1	Mangelhafte Besiedelung des Knochenmarks mit Stammzellen	32
4.3.2	Mangelhafte Differenzierung von kleinen Stammzellen	32
4.3.3	Mangelhafte Differenzierung von größeren Stammzellen	33
4.3.4	Mangelhafte Differenzierung von schon besser differenzierten Zellen	33
4.3.5	Mangelhafte Differenzierung von Knochenmarklymphozyten	33

4.4	Toxische Hemmung der Differenzierung	33
4.5	Fehlerhafte Differenzierung der Erythrozytopoese	33
4.5.1	Vitamin-B_{12}- oder Folsäuremangel	33
4.5.2	Erythropoetin-Mangel	33
4.5.3	Eisenmangel	33
4.5.4	Übermäßiges Eisenangebot	33
4.6	Genetische Defekte	33
4.7	Gegenregulation der Granulozytopoese	33
4.8	Fremdbesiedelung	33
5	***Systematik der Diagnosen***	**34**
5.1	Angeregte Erythrozytopoese bei Hämolyse	34
5.1.1	Mittelmeeranämie der Erwachsenen (Thalassaemia minor)	35
5.2	Angeregte Erythrozytopoese bei hypochromer, mikrozytärer Anämie	35
5.3	Angeregte Erythrozytopoese bei Sideroachresie	36
5.4	Megalozytopoese	37
5.5	Nephrogene Anämie	38
5.6	Aplastische und hypoplastische Anämien	39
5.6.1	Isolierte Erythroblastopenie (Erythroblastophthise, PRCA)	39
5.6.2	Hypoplastische Anämien	39
5.6.3	Panmyelophthise	39
5.6.4	Panmyelopathie = Knochenmarkinsuffizienz	40
5.6.5	Kongenitale dyserythropoetische Anämie	40
5.7	Granulozytopoese bei entzündlichen Leukozyten	41
5.8	Agranulozytose und Neutropenie	42
5.8.1	Agranulozytose	42
5.8.2	Chronische Neutropenie	44
5.8.2.1	Autoimmun-Neutropenie	44
5.8.2.2	Hereditäre Neutropenie	44
5.8.2.3	Erworbene Neutropenie	44
5.8.3	Zyklische Neutropenie	44
5.8.4	Hämorrhagische Aleukie	44
5.9	Neutropenie = Granulozytopenie bei Splenomegalie	45
5.9.1	Pseudo-Neutropenie bei splenogener Markhemmung	45
5.9.2	Neutropenie bei Hypersplenismus	45
5.10	Pathologische Leukozytopoese	46
5.10.1	Pelger-Huetsche Kernanomalie (heterozygot)	46
5.10.2	Aldersche Granulationsanomalie der Leukozyten	46
5.10.3	Chediak-Steinbrinck-Leukozytenanomalie	46
5.10.4	May-Hegglins Leukozytenanomalie	46
5.10.5	Erbliche Vakuolisierung der Leukozyten	47
5.10.6	Erbliche Vakuolisierung der Lymphozyten	47
5.11	Chronische myeloische Leukämie (CML)	47
5.12	Akute unreifzellige myeloische Leukämien	48
5.12.1	Undifferenzierte Leukämien (AUL)	49
5.12.1.1	Kleinzellige undifferenzierte Leukämien	49
5.12.1.2	Großzellige undifferenzierte Leukämien	49
5.12.2	Myeloblasten-Leukämie	50
5.12.3	Promyelozyten-Leukämie	50

5.13	Eosinophilie und Eosinophilen-Leukämie (Eos-L.)	52
5.13.1	Eosinophilie bei Allergie gegen Fremd-Eiweiß u. a.	52
5.13.2	Eosinophilen-Leukämie	52
5.14	Basophile Leukämie und Basophilie	53
5.14.1	Reifzellige Basophilen-Leukämien	53
5.14.2	Unreifzellige Basophilen-Leukämien	53
5.14.3	Gewebsbasophilen- oder Mastzellen-Leukämie, Mastozytose (= Urticaria pigmentosa, unilokulär als Mastozytom)	53
5.14.4	Benigne Basophilie	53
5.15	Erythrämie und Erythroleukämie	53
5.15.1	Akute Erythrämie *Di Guglielmo*	53
5.15.2	Erythroleukämie	54
5.16	Megakaryozyten-Leukämie und Thrombozythämie	55
5.17	Thrombozytopenie	56
5.17.1	Essentielle Thrombozytopenie	56
5.17.2	Thrombozytopenie bei Megakaryozytopenie	56
5.17.3	Megakaryozytophthise	56
5.17.4	Akute thrombotisch-thrombozytopenische Purpura oder Verbrauchskoagulopathie	56
5.18	Polycythaemia vera und Polyglobulie	56
5.18.1	Polycythaemia vera (= Erythrozytose)	56
5.18.2	Dysregulatorische Erythrozytosen (= symptomatische Polyglobulien)	57
5.18.3	Kompensatorische Polyglobulie-kardio-pulmonaler Genese durch chronischen Sauerstoffmangel	57
5.19	Oesteomyelofibrose und Osteomyelosklerose	58
5.20	Erkrankungen des monozytären Systems	59
5.20.1	Reaktive Monozytosen	59
5.20.2	Lymphgranulomatose = M. Hodgkin	59
5.20.3	Histiozytosen	60
5.20.3.1	Maligne Histiozytose	60
5.20.3.2	Ewing-Sarkom	60
5.20.3.3	Eosinophiles Granulom	60
5.20.3.4	Speicherkrankheiten	61
5.20.3.4.1	M. Gaucher	61
5.20.3.4.2	M. Niemann-Pick	61
5.20.3.4.3	M. Fabry	61
5.20.3.4.4	Seeblaue Histiozytose	61
5.20.3.5	Reaktive Histiozytose bei Kala-Azar	61
5.21	Monozytäre Leukämien	61
5.21.1	Akute Monoblasten-Leukämie	61
5.21.2	Akute Promonozyten-Leukämie	61
5.21.3	Akute myelomonozytäre Leukämie	61
5.21.4	Chronische Monozyten-Leukämie	61
5.21.5	"Smouldering leukemia"	62
5.21.6	Monoblasten- oder Stammzellen-Sarkom	63
5.22	Lymphatische Leukämien	63
5.22.1	Chronische lymphatische Leukämie	63
5.22.2	Haarzell-Leukämie	64
5.22.3	T-Zell-Leukämie	65
5.22.3.1	T-Zell-Leukämie im engeren Sinne	65
5.22.3.2	Sézary-Syndrom	65
5.22.3.3	T-Zonen-Lymphom	65
5.22.4	Prolymphozyten-Leukämie	65

5.22.5	Akute Lymphoblasten-Leukämie	65
5.23	Maligne Non-Hodgkin-Lymphome	66
5.23.1	Zentrozytom	66
5.23.2	Zentroblastisch-zentrozytisches Lymphom	67
5.23.3	Zentroblastom	67
5.23.4	Lymphoblastome	68
5.23.4.1	Burkitt-Tumor	68
5.23.4.2	Anderes B-Zell-Lymphoblastom	68
5.23.4.3	T-Zell-Lymphoblastom	68
5.23.4.4	Undifferenziertes oder O-Zell-Lymphoblastom	68
5.23.5	Immunoblastom	69
5.24	Plasmozytom und M. Waldenström	69
5.24.1	Plasmozytom (= multiples oder diffuses Myelom)	69
5.24.2	M. Waldenström	71
5.25	Knochenmark-Karzinose	71

Literaturverzeichnis 73

Sachverzeichnis 78

1 Einleitung

Es liegen bereits eine ganze Reihe informativer Atlanten der Knochenmark-Zytologie (s. Literaturverzeichnis, Monographien) vor. Für den Klinik-Alltag fehlte bisher eine kurzgefaßte Anleitung zur Diagnostik von Knochenmarkpunktaten. Bei zunehmendem Einsatz von Immunsuppressiva und Zytostatika ist zu erwarten, daß die diagnostische Möglichkeit der Knochenmarkuntersuchung häufiger eingesetzt werden muß, da diese Medikamente die Proliferation der Hämatopoese einschränken und deshalb nur unter ständiger klinischer Verlaufskontrolle und in bestimmten Situationen überhaupt nicht therapeutisch eingesetzt werden dürfen. Aus der Zellzahl im peripheren Blut kann die Blutbildung oft nicht ausreichend beurteilt werden, weil die Zellreserven und der Zeitfaktor zwischen Schädigung der hämatopoetischen Kinetik und ihrer Auswirkung auf die Blutzellen schwer zu überblicken sind. Leukozyten- und Thrombozyten-Provokationsteste geben hierfür eine bessere Beurteilungsmöglichkeit.

Die vorliegende Monographie basiert auf vielen Differentialzählungen von Knochenmarkpunktaten meiner Mitarbeiter[1] und Doktoranden, auf eigenen kinetischen Untersuchungen und langjähriger klinischer Erfahrung. Die vorliegenden Ergebnisse der hämatologischen Handbücher nebst umfangreichen Einzeldarstellungen wie die Monographien von Queisser *Das Knochenmark* (1978), Lennert *Malignant Lymphomas* (1964) und Wintrobe *Clinical Haematology* (1967) u. a. liegen diesem Leitfaden zur zytologischen Knochenmark-Diagnostik zugrunde.

Er soll das heutige Wissen über die Kinetik der Hämatopoese vermitteln, wie es sich aus dem gefärbten zytologischen Präparat ablesen läßt, und damit der täglichen Diagnostik nützen. Wir haben uns bemüht, stets die charakteristischen Merkmale für die gegebenen Diagnosen herauszuarbeiten. Wo es möglich erschien, aus der Zytologie Prognose oder Indikationen für die Therapie abzuleiten wird dies kurz erwähnt.

---

[1] Dr. K.-M. Koeppen und C. Domeyer bin ich für ihre Hilfe zu Dank verpflichtet

2 Allgemeiner Teil

2.1 Indikation zur zytologischen Knochenmarkuntersuchung

Eine Indikation zur Sternal- oder Beckenkammpunktion ist gegeben bei:
- normochromen und hyperchromen Anämien,
- ungeklärten hypochromen Anämien,
- nicht infektiösen Leukozytosen,
- Leukozytopenie,
- Atypien des Differentialblutausstriches,
- ungeklärten Lymphknotenschwellungen,
- Splenomegalie,
- Thrombozytopenie,
- Thrombozytose,
- unklarer Blutsenkungserhöhung und Plasmaproteinverschiebung,
- Verdacht auf Karzinose oder Speicherkrankheiten,
- Behandlung mit Immunsuppressiva oder Zytostatika.

Abgesehen von Bluttransfusionen aus vitaler Indikation bei einer Anämie um 4 g% Hb sollte vor der Knochenmarkpunktion keine auf eine Beeinflussung des Blutbildes gerichtete therapeutische Maßnahme durchgeführt, insbesondere weder Vitamin B_{12} noch Eisen verabreicht werden, um die konkrete Ausgangssituation nicht zu verschleiern.

Eine Schwierigkeit, aus nur einem Knochenmarkpunktat Rückschlüsse auf die gesamte Hämatopoese zu ziehen, liegt darin, daß nicht alle Veränderungen im Knochenmark gleichzeitig, diffus, einheitlich und gleichförmig sein müssen. Angefangen vom Lymphonodulus, der in jedem Knochenmarkpunktat vorkommen kann, aber nur selten gefunden wird, bis hin zum multiplen Myelom finden sich Beispiele.

Vor jeder Knochenmarkpunktion ist festzustellen, ob der Entnahmeort nicht im Felde einer ionisierenden Tiefenbestrahlung liegt, da in diesen Bezirken dauerhaft zellarmes Fettmark entsteht.

Um die nachfolgenden diagnostischen Hinweise auf die eigenen Präparate übertragen zu können, ist eine bestimmte Ausstrichtechnik zweckmäßig (s. 2.3.1).

2.2 Technik der Materialentnahme

Entnahmestellen des Knochenmarkes bei der Punktion sind:
a) Sternum in Höhe des 2. oder 3. Zwischenrippenraumes,
b) Manubrium sterni in der Mittellinie,
c) hinterer Beckenkamm an der Spina iliaca posterior,
d) Aspirat bei der Jamshidi-Punktion an der Crista iliaca posterior,

e) bei Kleinkindern medial am Tibiakopf,
f) gezielt an röntgenologischen Knochenveränderungen.

Vorbereitung: Prämedikation mit einem Phenothiazin ist nur im Hinblick auf evtl. erforderliche Verlaufskontrollen zweckmäßig.
Abdeckung der Augen bei der Sternalpunktion.
Hautdesinfektion, evtl. Rasur.
Infiltration der Kutis, der Subkutis und subperiostal mit 2–5 ml 2% Xylocain.
Nach 2 min kann die Punktion erfolgen.
Nadel: Sternalpunktionsnadel nach Klima und Rosegger.
Nach Einstich bis auf den Knochen wird die Arretierung auf 0,5–0,7 cm eingestellt und die Kortikalis durchstoßen. Entfernung des Mandrins, Aufsetzen einer gut ziehenden 20-ml-Injektionsspritze, in die vorher 1 ml Luft aspiriert wurde. Kurzes, ruckartiges Anziehen mit Nachlassen des Vakuums, wenn Material in die Nadel quillt, ist zweckmäßig, um zusammenhängende Gewebspartien zu gewinnen und den Vakuumschmerz möglichst gering zu halten. Es hat sich bewährt, den Patienten vorher über die einen Augenblick dauernden Beschwerden zu orientieren. Das Material wird umgehend auf ein Uhrglasschälchen gespritzt, das 1–2 ml einer schwach gerinnungshemmenden Lösung enthält (z. B. 4 ml 0,9% NaCl + 1 ml 3,8% Natriumcitrat-Lösung). Wenn möglich, wird es von einer Hilfskraft schnell zu Ausstrichen verarbeitet, während der Arzt die Nadel nach Einsetzen des Mandrins entfernt und die Einstichstelle nach erneutem Betupfen mit antiseptischer Lösung mit einem Schnellverband verschließt.
Bei Blutungsneigung, selbst bei schwersten Thrombozytopenien, außer bei gesicherter Hämophilie, sehen wir keine Kontraindikation zur Knochenmarkuntersuchung, weil ohne sie gezielte therapeutische Maßnahmen kaum möglich sind. Nach der Punktion wird lediglich durch kräftigen Druck und Verschieben der Gewebspartien um die Punktionsstelle, am besten mit dem Daumenballen, so viel Gewebsthrombokinase ausgepreßt, daß eine Nachblutung kurzfristig zum Stehen kommt. Am Beckenkamm wirkt das Gewicht des Patienten.
Gewinnt man kein Material, wird die Lage der Nadel im Knochen verändert. Durch Drehen oder leichtes Vor- und Zurückziehen läßt sich oft doch noch etwas Knochenmark erhalten. Erst wenn dies erfolglos bleibt, kann die Entnahme an einem anderen Ort versucht werden, z. B. im nächsten Zwischenrippenraum des Sternums. Bei verschiedenen Erkrankungen der Hämatopoese (z. B. chronische lymphatische Leukämie, Karzinose, Osteomyelofibrose) gewinnt man höchstens Material in die Kanüle. Bei zu langer Manipulation gerinnt es und kann nicht mehr verwertbar ausgestrichen werden. Ist man sich also über die richtige Lage der Nadel im Markraum einigermaßen sicher, ist ihre schnelle Entfernung und die direkte Despiration des Inhaltes auf einen Objektträger zweckmäßig. Das sofort ausgestrichene Blut enthält oft noch genug Knochenmarkzellen für die Diagnose. Bei der Knochenmarkpunktion gesunder Menschen werden relativ wenig hämatopoetische Zellen in Verbindung mit viel Fett aspiriert.
Erbringt die Punktion kein diagnostisch auswertbares Resultat – Punctio sicca –, sollte eine Knochentrepanation nach Jamshidi oder Burkhardt aus dem Beckenkamm ausgeschlossen werden; ebenso kommt bei malignen Lymphomen

und Verdacht auf Prä-Leukämie, Knochenmarknekrosen, z. B. bei Knochenmark-Tuberkulose (Marchal u. Duhamel 1966), diese diagnostische Maßnahme in Frage. Der histologische Dünnschnitt der Knochenmarkbiopsie gibt eine Reihe von Informationen über den Gewebeaufbau des Knochenmarkes, des Endostes und der Sinus; die feineren Strukturen im Zytoplasma und Kern, wie wir sie vom zytologischen Präparat kennen, gehen jedoch verloren. So fertigt man bei der Trepanation als Ergänzung noch zytologische Präparate an, indem bei der Jamshidi-Punktion vorher aspiriert und bei der Myelotomie nach Burkhardt der Knochenzylinder auf den Objektträger abgetupft wird, bevor er in die Fixierlösung eingelegt wird. Die Aufarbeitung des Punktates mit in der Hämatologie gebräuchlichen zytochemischen Verfahren bleibt wie die Auswertung in der Hand des Klinikers oder Laborarztes, während das Trepanat – abgesehen von der mühsameren Gewinnung – im histologischen Labor weiter verarbeitet werden muß.

Postmortal können Knochenmarkzellen zur Diagnostik nur in den ersten 20 min entnommen werden. Nach dieser Zeit ändert sich die Differentialverteilung durch Autolyse der Segmentkernigen, später aller Zellen. Auch verändert sich die Färbbarkeit der Zellen durch die Gewebsacidose. Nach 24 h können die hämatopoetischen Zellen kaum noch differenziert werden.

2.3 Herstellung der zytologischen Präparate

Alle Glassachen müssen mit Äther-Alkohol 1:1 gereinigt und mit einem Leinentuch getrocknet sein.

2.3.1 Ausstriche aus Punktaten

Durch Schräghalten des Glases läßt man das Blut abfließen und überträgt mit einer Objektträgerecke oder einem kleinen Skalpell die Bröckchen auf die gut entfetteten Objektträger. Der Ausstrich erfolgt zwischen zwei planparallel verschobenen Objektträgern. Man erhält dabei ein ovales Feld von Knochenmarkzellen mit einem größeren Anteil retikulärer Elemente oder Fett im Zentrum und mehr hämatopoetische Zellen und Erythrozyten in der Peripherie (Abb. 1). Diese eignet sich besser zur Beurteilung der Vorstufen. Die Quetschpräparate erlauben aber eine Aussage über die Formation des retikulären Anteils und sind wegen einer größeren Zelldichte schneller zu beurteilen. – Nur wenn selbst feinste Bröckchen im abfließenden Blut nicht zu erkennen sind, müssen Ausstriche aus dem Knochenmarkblut hergestellt werden, evtl. nach Zentrifugation.

Sollte das Ausstreichen nicht schnell genug gelingen, z. B. weil keine gelernte Hilfsperson zur Verfügung steht, ist eine andere Technik, das Punktat aufzufangen, empfehlenswert: Es wird schnell in ein Gefäß, z. B. Zentrifugenröhrchen mit 4 ml 0,9% NaCl + 1 ml 3,8% Natriumcitrat-Lösung oder mit 25 ml 0,9% NaCl + 1 Tr. Liquemin-Lösung (5000 E/ml) injiziert. Man hat nun Zeit, die Bröckchen mit einem Starmesserchen oder einer Metallnadel zu entnehmen und wie oben auszustreichen, evtl. auch nach Versand. Für die Befundung muß man wissen, daß die Ausstriche in gleicher Weise gelingen, aber fast keine Erythrozyten in den Randpartien enthalten.

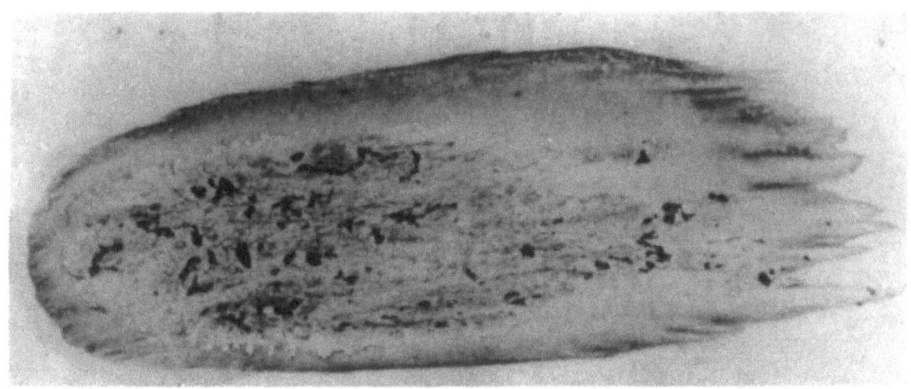

Abb. 1. Knochenmark-Ausstrich als Bröckchen-Quetschpräparat, nach Pappenheim gefärbt. Lupenvergrößerung; rechts die Fahne von hämatopoetischen Zellen und Erythrozyten, die sich gut zur Beurteilung bei Ölimmersion eignet

Mit dieser Methode hat man den Vorteil, daß der Fettgehalt des Punktats grob geschätzt werden kann. Da eine Zellzählung des Knochenmarkes für die Routinediagnostik wegen ihres Aufwandes nicht immer in Frage kommt, läßt sich durch die Schwimmprobe (Claus 1968) ein grober Anhaltspunkt gewinnen. In der angegebenen Lösung kann das Knochenmark:

	Spezifisches Gewicht	Knochenmark	Zellen/µl
schwimmen	über 1,1	fettreich zellarm	unter 700 000
schweben	= 1,1	gleich viel Fett und Zellen	etwa 750 000
sedimentieren	unter 1,1	fettarm zellreich	über 800 000

Wir sehen in dieser Beurteilung eine bessere Ergänzung zur Differentialzählung als die Schätzung des Zellgehaltes aus der Ausstrichdichte, die nachweislich bei gleichzeitiger Zellzählung stark abweicht.

2.3.2 Tupfpräparate vom Stanzzylinder

Bei der Knochenmarkbiopsie wird ein Stanzzylinder gewonnen, der mit der Myelotomie-Fräse größer wird als mit den Nadeln nach Jamshidi, Bartelheimer oder Pribilla.

Hängt ein Tropfen am vorderen Ende des bioptischen Präparates, kann dieser auf einen Objektträger abgetupft und ausgestrichen werden. Sonst werden alle Seiten vorsichtig auf den Objektträger getupft. Streicht man den Stanzzylinder ab, werden die Zellen zerstrichen und sind nicht mehr erkennbar.

Die zytologische Beurteilung sollte jede Knochenmarkhistologie ergänzen!

2.4 Phasenkontrastbeobachtung

Derart aufgefangenes Knochenmark kann nach Rind (1958) für 30 min, nach Boll (1966) auf einem flachen Plasma- oder Agarkoagulum[1] mit einem Deckgläschen bedeckt und mit Hartparaffin (flüssig gemacht durch Erhitzen) gegen Austrocknung geschützt bei 37° C für Tage lebend im Phasenkontrast beobachtet und durch Fotos bzw. im Zeitrafferfilm dokumentiert werden.

2.5 Färben nach Pappenheim

a) Gut lufttrocknen,
b) 3 min mit Lösung nach May-Grünwald überschichten oder in Küvette einstellen,
c) abspülen mit Aqua dest.,
d) 6 min mit Lösung nach Giemsa[2] 1 : 5 in Aqua dest. oder in Phosphatpuffer überschichten oder in Küvette einstellen,
e) abspülen mit Aqua dest.
f) lufttrocknen der schräggestellten Ausstriche.

2.6 Zytochemische Reaktionen

2.6.1 Peroxydase-Reaktion

Uns bewährt sich folgendes einfache Verfahren, es gibt eine leuchtend goldgelbe Reaktion:
a) Gut lufttrocknen,
b) 3 min Formaldehyd. sol. 50,0 Alcohol. absolut. ad 500,0,
c) 10 min in Leitungswasser fließend wässern,
d) 3 min in die Lösung einstellen:
   – Benzidin pur. 0,2[3],
   – Perhydrol 30% gttIV
   – Aqua dest. ad 200,0,
e) abspülen mit Aqua dest.,
f) 6 min Giemsa 1 : 5 in Aqua dest. oder in Phosphatpuffer überschichten,
g) mit Aqua dest. spülen und trocknen.

2.6.2 Berliner-Blau-Reaktion

a) Gut lufttrocknen,
b) 10 min in Methanol fixieren,
c) abspülen mit Aqua dest.,

---

[1] 1/4 I. D. Agar-Tablette für Immunelektrophores Code BR 27 (Fa. OXOID, 4230 Wesel 1) = 125 mg in 12,5 ml RPMI-Lösung (Fa. Seromed, München) bis zur Auflösung unter Umrühren erhitzen = 1 g/100 ml als Stammlösung.
Zur Herstellung der Koagula 1 : 1 mit RPMI-Lösung, Serum u. a. verdünnen
[2] Lösungen von der Firma Merck, Darmstadt
[3] Substanz von der Firma Ferak, 1000 Berlin 47 (Nr. 00225)

d) 40 min in die Lösung einstellen:
- 2% wäßrige Kaliumferrocyanid-Lösung $K_4Fe(CN)_6 + 3\ H_2O$
- 2% HCl

e) abspülen mit Aqua dest.,

f) 40 min Kernechtrot-Lösung:
1,0 g Kernechtrot und 25 g $Al_2(SO_4)_3$ in 500 ml Aqua dest. lösen, kochen und abkühlen lassen, anschließend filtrieren,

g) mit Aqua dest. spülen und trocknen.

2.6.3 *PAS-Reaktion (16)*

a) Gut lufttrocknen,
b) 10 min in Methanol fixieren,
c) abspülen mit Aqua dest.,
d) 8 min in wäßrige 0,5% Perjodsäure-Lösung einstellen,
e) abspülen mit Aqua dest.,
e) 20 min Schiffsches Reagens[4],
g) abspülen in Aqua dest.,
h) 10 s Kernfärbung mit Löfflers Methylenblau 1 : 3 oder
8 min Kernfärbung mit Haemalaun nach Mayer,
i) abspülen mit Aqua dest. und trocknen.

Das Schiffsche Reagens setzt sich aus folgenden Anteilen zusammen:
2,5 g basischer Pararosanilin[5] in Aqua dest. lösen,
2,5 g $K_2S_2O_5$ (Kaliumthiosulfat) in Aqua dest. lösen und zufügen,
Aqua dest. auf 425 ml auffüllen,
75 ml n-HCl.
Diese Reagenzien werden gemischt und bis zum Aufkochen erhitzt. Anschließend läßt man etwas abkühlen und filtriert die Lösung. Ist die Farbe gelblich bis schwach grün, so ist das Reagens unbrauchbar. Erfolgt ein Farbumschlag ins farblose, so ist es brauchbar.

2.6.4 *α-Naphthylacetat-Esterase* (Löffler 1961)

a) 4 min in Formoldampf fixieren,
b) 2 min in Leitungswasser fließend wässern, dann lufttrocknen,
c) etwa 30 s in chemisch reinem Äther entfetten,
d) 30 min in die frisch bereitete Inkubationslösung einstellen:
10 mg Naphtylacetat[6] in 0,2 ml chemisch reinem absoluten Azeton gelöst,
40 ml 0,1 M Phosphatpuffer pH 7,8–8,0,
50 mg Echtblausalz BB (extra konzentriert)[7],
das Gemisch wird in eine Küvette filtriert, in die die Präparate eingestellt werden,
e) in Leitungswasser fließend abspülen,

---

[4] Substanz von der Firma Merck, Darmstadt (Nr. 9034)
[5] Chroma-Gesellschaft Schmidt + Co, Stuttgart-Untertürkheim (Nr. 1B533)
[6] Von der Firma Merck, Darmstadt (Nr. 12154)
[7] Von der Firma Hoechst, Frankfurt/Main

f) 8 min Kernfärbung mit Hämalaun nach Mayer,
g) 10 min in fließendem Leitungswasser bläuen.

Die Reaktion mit Naphtol-AS-Acetat-Esterase färbt die monozytäre Reihe und die Retikulumzellen wie die α-NA-Esterase an, läßt sich aber mit Natriumfluorid hemmen.

2.6.5   *Alkalische Phosphatase*

Die Blutausstriche werden nach der Azokupplungsreaktion von Kaplow (1953), modifiziert nach Heilmeyer (1960) und Merker (1968), gefärbt.

a) Die trockenen Ausstriche werden 30 s bei $+ 7°C$ einem Gemisch bestehend aus 90 Teilen Methanol (100%) und 10 Teilen Formalin (37%) fixiert,
b) Anschließend gründlich in Leitungswasser spülen,
c) Inkubation bei $+ 7°C$ im Kühlschrank 2 h in der frisch zubereiteten Substratmischung aus:
70 mg Variaminblausalz B conc.[8],
70 ml 2% Veronal-Natrium pH 9,4 (Herstellung nach Spannhoff) gelöst,
35 mg Natrium-α-Naphthylphosphat.
d) Danach in Leitungswasser spülen.
e) 8 min Kernfärbung mit Hämalaunlösung nach Mayer.
f) 10 min in fließendem Leitungswasser bläuen.

2.6.6   *Saure Phosphatase*
(Azofarbstoffmethode nach Barka und Anderson, mod.)

a) 30 s bei 4°C in 60% Azeton fixieren,
b) 3 h bei 37°C in frisch bereiteter Lösung inkubieren: zu 1 ml Hexazoniumlösung ad 100 ml Azetatpuffer pH 5,4 wird unter schütteln gemischt:
16 mg Naphtol-AS-B.i-Phosphat[9] gelöst in
0,5 ml DMSO[10], filtrieren,
c) in Leitungswasser fließend abspülen,
d) 8 min Kernfärbung mit Hämalaun nach Mayer,
e) 10 min in fließendem Leitungswasser bläuen.

Die Hexazoniumlösung setzt sich aus folgenden Anteilen zusammen:
– 50 mg Pararosalinchlorid in 3 ml 1 n HCL gelöst,
– 0,5 ml 1 M Natriumnitritlösung.
Das Reagens soll vor Gebrauch mindestens 5 min bei Zimmertemperatur stehen, wobei es sich gelb färben muß.

Tatrathemmung der Sauren Phosphatase. 750 mg L-Weinsäure in die oben beschriebene Inkubationslösung geben, pH-Werteinstellung auf 5,2 mit 32% NaOH.

---

[8] Von der Firma Merck, Darmstadt (Nr. 8507)
[9] Firma Serva, Heidelberg (Nr. 29988)
[10] Dimethylsulfoxid, getrocknet (max. 0,01% H_2O), Firma Merck, Darmstadt (Nr. 2931)

2.6.7 *Sudan-Schwarz B* (Fiebelkorn 1972)

a) 4 min in Formoldampf fixieren,
b) 2 min in Leitungswasser wässern,
c) 30 min in frisch zubereiteter und filtrierter Lösung färben:
60 Anteile Sudanlösung,
40 Anteile Puffer-Phenol-Lösung.
Die gesättigte Sudan-Lösung besteht aus:
0,3 g Sudanschwarz B[11] in
100 ml abs. Alkohol gelöst.
Die Puffer-Phenol-Lösung wird zusammengesetzt aus:
0,3 g% Na_2HPO_4 + 12 H_2O-Lösung in Aqua dest. und einer Lösung von
16 g kristallinen Phenol in 30 ml abs. Alkohol.
Das pH soll normal bis leicht alkalisch sein, sonst erfolgt nur eine Anfärbung der Eosinophilen.
d) In Aqua dest. abspülen,
e) 10 s Kernfärbung mit Löfflers Methylenblau 1 : 3,
f) abspülen in Aqua dest.

2.6.8 *Färbung der Retikulozyten*

a) Gemisch aus 1 Teil 1% Brillantkresylblau, in abs. Alkohol gelöst, und 2 Teilen Blut 40 min in feuchter Kammer färben,
b) Farbstoffblutgemisch auf fettfreien Objektträgern ausstreichen,
c) lufttrocknen.

2.6.9 *Färbung der Heinz-Innenkörper*

a) Gemisch aus 1 Teil 0,5% Nilblau-Chlorid, in 96% Spiritus denat. gelöst, und 2 Teilen Blut 40 min in feuchter Kammer färben,
b) Farbstoffblutgemisch auf fettfreien Objektträgern ausstreichen,
c) lufttrocknen.

Die Objektträger sollen mit Glyceringelatine oder Eukit eingebettet werden.

2.7 *Mikroskopieren*

Die Routinediagnostik soll mit möglichst geringem Zeitaufwand eine maximale klinische Aussage liefern. Die entscheidenden Informationen werden dem Pappenheim-Präparat entnommen. Zuerst wird es makroskopisch angesehen, dann mit einem schwachen Objektiv (10 ×) durchgemustert, um den Zell- und Fettgehalt und die Zellverteilung zu beurteilen und um eine geeignete Stelle mit gut ausgebreiteten Zellen für die stärkere Vergrößerung zu finden. Hier wird mit Ölimmersion 70- bis 100fach und stark vergrößernden Okularen (10- bis 12,5fach) möglichst mit einem binokularen Mikroskop und Kreuztisch die Diagnostik durchgeführt.
Bei der oben beschriebenen Ausstrichtechnik (s. 2.3) finden sich um dunkelviolette, faserreiche Bezirke viele Retikulumzellen und Fett, gelegentlich auch

---
[11] Firma Merck, Darmstadt

Kapillarendothelien mit Plasmazellansammlungen. Diese Partien eignen sich wegen ihres hohen Anteils an Retikulumzellen nicht zur Auswertung. Weiter nach außen liegen die hämatopoetischen Zellen, die differenziert werden sollen. Die Differentialzählung des Knochenmarkausstrichs ist nur selten erforderlich, und selbst bei Differenzierung von 500 Zellen muß noch darauf geachtet werden, daß eine repräsentative Stelle verwendet wird. Die Differential- und Mitosezählung von 500 oder 2 × 500 Zellen wird mit Hilfe der Siemens-Differenziertastatur ETA 700 aus dem S/LAB-System oder anderer elektronischer Zählgeräte wesentlich erleichtert (Tabelle 1). Die Durchsicht von 6–10 Ausstrichen ist auch

Tabelle 1. Zählvordruck

Knochenmark-Nr.:				Patient:						
Zellart	Zellzahl	Zus.	P	fM	sM	A	T	R	2ker-nige	% Zahl
Histiozyten										
Phagozytierende Histiozyten										
Knochenmark-Lymphozyten										
Blut-Lymphozyten										
Lymphoblasten										
Plasmazellen										
Gesamt										100
Myeloblasten[1]										
Promyelozyten										
Myelozyten										
Eosinophile Myelozyten										
Basophile Myelozyten										
Promonozyten										
Metamyelozyten										
Gesamt	Granuloblasten-Zwischensumme für wMI									

[1] Einschließlich Monoblasten

Tabelle 1 *(Fortsetzung)*

Zellart	Zellzahl Zus.	P	fM	sM	A	T	R	2ker-nige	% Zahl
Stabkernige									
Segmentkernige									
Eosinophile Segmentkernige									
Basophile Segmentkernige									
Monozyten									
Gesamt									100
Proerythroblasten									
Basophile Erythroblasten									
Polychromatische Erythroblasten									
Oxyphile Erythroblasten									
Reife Erythroblasten									
Gesamt									100
Megakaryoblasten									
Promegakaryozyten									
Megakaryozyten									
Gesamt									100
Gesamtsumme									

Abkürzungen: P Prophase, *fM* frühe Metaphase, *sM* späte Metaphase, *A* Anaphase, *T* Telophase, *R* Rekonstruktionsphase,

$$\frac{G}{E} I = \frac{\text{Granuloblasten} + \text{Granulozyten}}{\text{Erythroblasten}},$$

$$\text{GrMI} = \frac{\text{alle Mitosen ohne 2kernige der Granuloblasten}}{\text{alle Granuloblasten}} \text{ (weißer Mitose-Index),}$$

$$\text{Ebl MI} = \frac{\text{alle Mitosen ohne 2kernige der Erythroblasten}}{\text{alle Erythroblasten ohne reife Erythroblasten}} \text{ (roter Mitose-Index)}$$

bei Zählungen erforderlich, um lokale Veränderungen, wie sie im Knochenmark relativ häufig vorkommen, insbesondere Karzinomzell-Verbände, nicht zu übersehen. Der Geübte wird meistens auf die Differentialzählung zugunsten der Schätzung verzichten.

Der $\frac{G}{E}$ Index gibt das Verhältnis aller granulozytopoetischen und monozytären Vorstufen zu allen Erythroblasten wieder:

$$\frac{G}{E} I = \frac{\text{Granuloblasten + -zyten}}{\text{Erythroblasten}}.$$

Er ist bei fast allen Anämien erniedrigt.

Der granulopoetische Reifungsindex = $\frac{Gb}{Gz}$ I nach Bock ist ein gutes Kriterium für den Grad der Ausreifung dieser Reihe:

$$\frac{Gb}{Gz} I = \frac{\text{Granuloblasten}}{\text{Granulozyten}}. \text{ Normal ca. 0.8.}$$

Bei hohem $\frac{Gb}{Gz}$ Index ist die Ausreifung gehemmt und bei niedrigem $\frac{Gb}{Gz}$ Index ist die Ausreifung beschleunigt bzw. die Knochenmarkreserve der Granulozyten erhöht.

Die Mitoseindizes werden getrennt für beide hämatopoetischen Reihen bestimmt. Der Mitoseindex bezieht die Mitosen auf alle teilungsfähigen Zellen.

$$MI = \frac{\text{Zahl der Mitosen}}{\text{Zahl der teilungsfähigen Zellen}} \text{ (in ‰ angeben).}$$

Das sind in der erythropoetischen Reihe alle Erythroblasten mit Ausnahme der reifen, d. h. der mit pyknotischen Kernen. Obgleich die Proerythroblasten und basophilen Erythroblasten mehr mitotische Teilungen durchmachen, findet man normalerweise mehr Mitosen bei den polychromatischen Erythroblasten, weil ihre Prozentzahl die weitaus größere ist.

In der granulozytopoetischen Reihe sind die Metamyelozyten, Stab- und Segmentkernigen nicht mehr teilungsfähig und die Mitosen werden nur auf die Vorstufen des granulozytopoetischen Proliferationsspeichers bezogen. Auch hier kommen auf die Myelo- und Monoblasten die meisten Mitosen, aber da diese determinierten Stammzellen sehr selten vorkommen, finden sich ebenfalls die meisten Mitosen bei den Promyelozyten, Myelozyten und Promonozyten. Im Retikulum und in der Lymphopoese kommen fast nie Mitosen vor.

Bei Leukämien ist der Mitoseindex meistens, bei Eosinophilie, Karzinommetastasen, Plasmozytomen u. a. malignen Lymphomen immer erniedrigt.

2.8 *Befundung des Knochenmarks (KM)*

Bei Kenntnis der normalen Zellverteilung im KM stößt der Befunder auf zwei grundsätzlich verschiedene Situationen:

Tabelle 2. Auswertbogen als Vordruck für die Befundung. Die vorhandenen Merkmale (z. B. zellreich – zellarm) werden unterstrichen

Adrema-Stempel:	Datum: Archiv-Nr.: Sternal-, Beckenkammpunktat Klinische Diagnose: Fe-Therapie: Vorpunktate:

Blutbild:
Pappenheim-Färbung, Berliner-Blau-Reaktion, Peroxydase-, PAS-Färbung, α-NA-Esterase, alkalische und saure Phosphatase, Sudan-Schwarz B
Knochenmarkpunktat: schwimmt – schwebt – sedimentiert – keine Bröckchen
Ausstriche: zellreich – mittlere Zelldichte – zellarm – fast nur Blut
fettreich – mittlerer Fettgehalt – fettarm
Lymphopoese und Retikulum:
Blutlymphozyten – massenhaft – reichlich – vermehrt – normal – vermindert
azurgranuliert – s. P. positiv PAS – granulär – schollig – normal
Prolymphozyten – Lymphoblasten – Immunoblasten – reichlich – normal – keine
Knochenmarklymphozyten = kleine Retikulumzellen – massenhaft – reichlich – vermehrt – normal – vermindet
α-NA-Esterase – granulär – diffus positiv   PAS – granulär – schollig – positiv-neg.
Plasmazellen – massenhaft – reichlich – vermehrt – normal – vermindert
atypische Plasmazellen – Plasmoblasten – reichlich – keine
Mitosen – reichlich – vorhanden
Histiozyten = gr. Retilikulum-Zellen – reichlich – vermehrt – normal – vermindert
α-NA-Esterase positiv – aLP positiv – Gewebsmastzellen – Osteoblasten – Osteoklasten
phagozytierende Histiozyten – reichlich – vermindert – keine
Gaucherzellen – Schaumzellen – seeblaue Histiozyten
Granulopoese: vermehrt – normal – wenig – stark – vermindert
links-, rechts-, nicht – verschoben   Mitosen – reichlich – vorhanden
vorwiegend Myeloblasten – Promyelozyten – Myelozyten – Jugendliche – Stabkernige – Segmentkernige – toxisch granuliert – Riesenstäbe – Auerstäbchen – Pelgerformen
Peroxydase gut – mäßig – positiv   PAS gut – mäßig – positiv
Eosinophilie – stark – wenig – vermehrt – normal – vermindert
Monoblasten – Promonozyten – Monozyten – vermehrt – normal
α-NA-Esterase – granulär – diffus-positiv
Erythropoese: stark – wenig vermehrt – normal – wenig – stark vermindert
links-, rechts-, nicht – verschoben   Mitosen – reichlich – vorhanden
normoblastisch – Megaloblasten zu   % – Megaloblastoide – reichlich – keine
Hämozytoblasten = Übergangsformen von Retikulumzellen zu Proerythroblasten – reichlich – vorhanden – keine   Erythroblasten – nicht – PAS positiv
Eisenspeicherung in Histiozyten – reichlich – normal – kaum – keine
Sideroblasten – keine – wenig – reichlich – Ringsideroblasten vorhanden
Siderozyten – keine – wenig – reichlich
Thrombopoese: Megakaryoblasten – vermehrt – vorhanden – keine
Megakaryozyten in allen Reifestufen – reichlich – vorhanden – keine
übersegmentierte Megakaryozyten – Mikrokaryozyten – basophile Riesenformen
Riesen-, Solitär-Kerne – vakuolisierte Riesenzellen
PAS – gut mäßig – positiv
Knochenmarkfremde Elemente:
Diagnose:

a) das KM ist qualitativ massiv und meist uniform verändert (z. B. bei akuten und oligoblastischen Leukämien, Plasmozytom, Histiozytose) oder
b) das KM weicht nur quantitativ vom normalen ab. Ist die Abweichung stark, z. B. bei erheblicher Vermehrung von Erythroblasten, wenn der $\frac{G}{E}$ Index, das Verhältnis der Granuloblasten und -zyten zu den Erythroblasten, von normal 2,8 auf unter 1 sinkt, reicht ebenso wie bei massiven qualitativen Zellveränderungen das Schätzen zur KM-Beurteilung aus. Geringere Abweichungen von der Norm lassen sich jedoch erst durch Differentialzählung nachweisen.

Ein Auswertbogen (Tabelle 2) erweist sich als nützlich. Insbesondere wird der Befunder durch ihn angehalten, zu allen Zellarten Stellung zu nehmen. Danach können von der Schreibkraft leicht die Befunde ausgeschrieben werden, z. B.:

NN. Sternal- bzw. Beckenkammpunktat vom . . . .
     Klinische Diagnose: . . . .
     Fragestellung: . . . .

Blutbild:

Pappenheim-, Berliner-Blau-, Peroxydase-, PAS-, α-Naphthylacetat-Esterase-Färbung.
Feine Knochenmarkbröckchen.
Mittlere Zelldichte der Ausstriche, mittlerer Fettgehalt.
Histiozyten und Lymphozyten normal vertreten, keine Lymphoblasten, Plasmazellen kommen normal vor, keine Plasmoblasten keine atypischen Plasmazellen, keine Mitosen.
Gewebsmastzellen kommen vor.
$\frac{G}{E}$ Index etwa 3.
Normale, nicht verschobene Granulozytopoese, vorwiegend Myelozyten. Mitosen vorhanden.
Peroxydase- und PAS-Reaktion gut positiv.
Eosinophile, Promonozyten und Monozyten normal vertreten. Erythrozytopoese normal vertreten, nicht verschoben. Mitosen vorhanden.
Keine Megaloblasten und Megaloblastoiden. Erythroblasten nicht PAS-positiv.
Berliner-Blau-Reaktion: Eisenspeicherung im Retikulum, keine Sideroblasten, keine Siderozyten.
Megakaryozyten kommen in allen Reifestufen vor. PAS-Reaktion gut positiv.
Keine übersegmentierten Megakaryozyten.
Keine Osteoblasten, keine Osteoklasten, keine knochenmarkfremden Elemente.
Diagnose: Normaler Knochenmarkbefund.

Zellatypien sowie leukämische Blasten werden vor der Diagnose eingehend beschrieben. Bei weitgehenden Abweichungen der Zellzusammensetzung wird die Befundung unabhängig vom Auswertbogen durchgeführt.

Vom Zellbefund zur Knochenmark-Diagnose ist es für den Anfänger ein weiter Weg, muß er doch erst die Morphologie der 30 Zellarten beherrschen und dann von der qualitativen zur quantitativen Diagnose voranschreiten, weiterhin die

Abweichungen der Morphe unter pathologischen Bedingungen kennen. Zusammen mit Hoyer (1978) habe ich einen Entscheidungsbaum entworfen (Abb. 2), der erleichtern soll, die einzelnen Schritte der Erkenntnis zu vollziehen. Es wurden 9 Symptom-Qualitäten ausgewählt, die ihrerseits nochmals in 26 Einzelmerkmale unterteilt sind. Jedes quadratische Feld läßt das Auftreten der entsprechenden, linksstehenden Veränderungen des Knochenmarkes für eine bestimmte Diagnose oder Diagnosegruppe erwarten. Sind an einzelnen Stellen Symptome nicht durch Felder besetzt, ist ihr Auftreten dort für den Entscheidungsprozeß bedeutungslos.

Geht man von oben nach unten vor und setzt die gefundenen Merkmale (Vermehrung↑, Verminderung↓, unverändert ∅, Atypien⁺, normal n, Linksverschiebung ←, Rechtsverschiebung →) ein, kommt man zwangsläufig zu den untenstehenden Diagnosen.

Es zeigt sich jedoch, daß nicht alle erwarteten Symptome immer erfüllt werden und die Notwendigkeit der Gewichtung der Symptome entsprechend ihrer Bedeutung besteht.

Der Entscheidungsbaum kann selbstverständlich nur ein grobes Raster darstellen. Die Einzelheiten müssen dem speziellen Teil des 4. Kapitels entnommen werden.

2.9 *Befundung der zytochemischen Reaktionen*

2.9.1 Bei der *Berliner-Blau-Reaktion* mit Kernechtrot-Gegenfärbung wird Hämosiderin blau dargestellt. Ohne diese Reaktion bleibt die Knochenmark-Befundung von beschränkter Aussagekraft, da die sideroachrestische Anämie nicht erkannt und die Eisenmangel- nicht von der Infektanämie abgegrenzt werden kann. Die *Sideroblasten* = die erythrozytopoetischen Vorstufen mit Eisengranula sind ebenso wie die *Siderozyten* = Erythrozyten mit Eisengranula und die eisenspeichernden Histiozyten, die *Sideromakrophagen,* durch die Blaufärbung gut zu differenzieren. Letztere können das Eisen diffus einlagern oder – besonders nach gehäuften Bluttransfusionen – grob granulär. *Ringsideroblasten* sind Sideroblasten mit sehr großen, ringförmig um den Kern gelagerten blauen Granula, die auf eine Sideroachresie hinweisen.

Normalerweise finden sich Sideromakrophagen in den faserreichen dichten Ausstrichstellen reichlich, Sideroblasten und Siderozyten wenig (-20%), Ringsideroblasten nicht.

Fehlt auch die Eisenspeicherung im Retikulum, die schon mit der Übersichtsoptik erkennbar ist, liegt eine Eisenmangelkrankheit vor.

Finden sich vermehrt Sideromakrophagen, Siderozyten und Sideroblasten, liegt eine hämolytische oder perniziöse Anämie vor. Bei stärkster Vermehrung treten auch Ringsideroblasten auf, und es ist eine Eisenverwertungsstörung = Sideroachresie anzunehmen (s. 4.3).

Bei reichlichem Vorkommen von Sideromakrophagen und Fehlen von Sideroblasten und Siderozyten liegt eine Eisenverschiebung in das Retikulum vor, wie man sie bei Infektanämien oder Tumoren findet.

Bei der Beurteilung des Eisengehaltes im Knochenmark nach der Berliner-Blau-Reaktion ist zu berücksichtigen, daß unter oraler oder parenteraler Eisenbehandlung freie Eisenpartikel mit einem Durchmesser bis zu 2 µm im Ausstrich auftreten können.

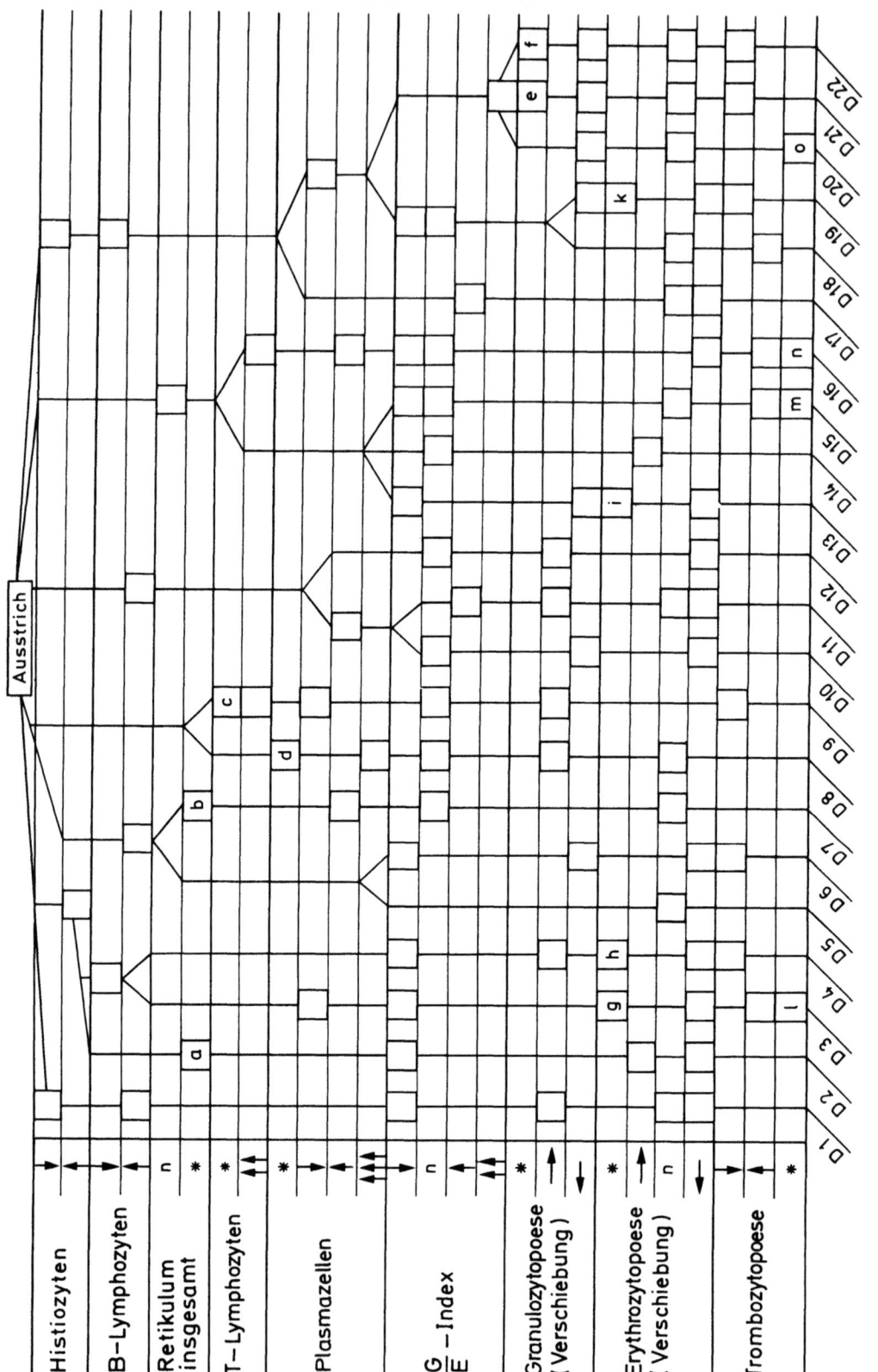

Abb. 2. Entscheidungsbaum, führt von der quantitativen und qualitativen Veränderung der Zellzusammensetzung im Ausstrich von oben nach unten auf die zugehörigen Diagnosen. Nicht alle möglichen Diagnosen sind hier aufgeführt, z. B. Morbus Waldenström und chronisch lymphatische Leukämie stehen für alle kleinzelligen Non-Hodgkin-Lymphome, die mit der Zytochemie und mit Markern differenziert werden. Die chronische und die akute monozytäre Leukämie (5.21.1) werden durch die α-NA-Esterase u. a. von den chronischen und akuten myeloischen Leukämien abgegrenzt, die sideroachrestische Anämie durch die Berliner-Blau-Reaktion und so fort

D 1 Angeregte Erythrozytopoese bei Hämolyse: angeborene und erworbene autoimmun-hämolytische Anämien
D 2 Angeregte Erythrozytopoese bei hypochromer, microzytärer Anämie: chronische Blutungsanämie oder Eisenmangelanämie anderer Genese
D 3 Megalozytopoese
D 4 Akute Erythrämie
D 5 Nephrogene Anämie
D 6 Panmyelopathie (smouldering leukemia)
D 7 M. Waldenström
D 8 Plasmozytom
D 9 Chronische Lymphadenose (CLL)
D10 Splenogene Markhemmung bei Lebererkrankung
D11 Entzündliche Leukozytosen bei chronischem Infekt
D12 Splenogene Markhemmung
D13 Angeregte Erythrozytopoese bei Sideroachresie
D14 Kompensatorische, kardio-pulmonale Polyglobulie
D15 Megakaryozyten-Leukämie
D16 Thrombozytopenie (ITP)
D17 Entzündliche Leukozytosen bei akutem Infekt
D18 Polycythaemia vera
D19 Subakute oder subchronische Erythroleukämie
D20 Chronisch myeloische Leukämie (CML, unbehandelt)
D21 Akute Promyelozyten-Leukämien
D22 Akute Myeloblasten-Leukämien (AML)

a Keine Eisenspeicherung im Retikulum
b Retikuläre oder lymphatische Markmetaplasie, epitheloidzellähnliche Markmetaplasie, Gewebsmastzellen vermehrt
c Lymphoblasten/Wanderformen
d Atypische Plasmazellen und/oder Plasmoblasten
e, f Vorherrschen charakteristisch pathologischer Zellarten
g Megaloblasten, Megaloblastoide
h Paraerythroblasten
i Reichlich Eisenspeicherung, Ringsideroblasten, Siderozyten
k Gigantoblasten, Karyorhexis, Polyploidie, Megaloblastoide
l Hypersegmentierte Megakaryocyten
m Megakaryoblasten und Promegakaryozyten
n Zerfallsformen der Megakaryozyten
o Mikrokaryozyten

2.9.2   Die *Peroxydase-Reaktion* (mit Gegenfärbung nach Giemsa) färbt die Granulation fast aller Zellen der Granulozytopoese leuchtend gelb an, wie sie die Naphthol-AS-D-Chloracetat-Esterase rot färbt. Nur der Myeloblast bleibt infolge seiner fehlenden Granula ungefärbt. Der Promyelozyt erreicht die stärkste Reaktion, die bis zum Segmentkernigen leicht abnimmt. Eosinophile reagieren stark positiv, basophile Granulozyten meist und Gewebsmastzellen immer negativ. Monozyten und Monoblasten werden schwach angefärbt.

Die Peroxydase-Reaktion (POX) in der granulozytären Reihe ist verstärkt bei chronisch-lymphatischer Leukämie und Polycythaemia vera, abgeschwächt bei Panmyelopathie, Agranulozytose, hypochromer Anämie, Neoplasien und nach Röntgenbestrahlung, negativ bei Alius-Grignaschi-Anomalie, einem erblichen Peroxydase-Defekt der Neutrophilen und Monozyten (Undritz 1972). Nur die Eosinophilen und einzelne Promyelozyten sind dabei Peroxydase positiv.

Besonders gut eignet sich die Peroxydase-Reaktion zum Erkennen von Auerstäbchen, die die Diagnose einer akuten myeloischen Leukämie sichern.

Auch läßt sich mit der POX-Reaktion über das Verhältnis von granulozytopoetischen zu erythrozytopoetischen Zellen, also den $\frac{G}{E}$ Index, bzw. über den Anteil an Retikulum- und anderen, normalerweise weniger vertretenen Zellen, ein guter Überblick gewinnen.

2.9.3   Bei der *PAS-Reaktion* färben sich ab Promyelozyten alle Reifestufen der neutrophilen, eosinophilen und basophilen Granulozytopoese in der Grundsubstanz an, zunehmend mit dem Reifegrad, bis das Zytoplasma der neutrophilen Segmentkernigen diffus leuchtend rot angefärbt ist. Bei den basophilen Granulozyten und bei 2/3 der Gewebsmastzellen sind auch die Granula gefärbt. Eine ebenfalls sehr starke diffuse Anfärbung des Zytoplasmas weisen reife Megakaryozyten auf mit zusätzlich scholligen, violettroten Einlagerungen. Vereinzelte Erythroblasten sind normalerweise PAS positiv, ebenso Plasmazellen, Osteoblasten und einige Histiozyten; 10%–20% aller Lymphozyten und viele Lymphoblasten haben PAS-Granula.

In den Granulozyten ist die PAS-Reaktion verstärkt bei M. Hodgkin, Milzvenenthrombose und nach Röntgenbestrahlung, abgeschwächt bei chronisch-lymphatischer und myeloischer Leukämie, im Frühstadium akuter Leukämien, Agranulozytose, hyperchromer Anämie, Lymphosarkom.

In den Eosionophilen liegen die farblosen Granula in der zartrosa Grundsubstanz. Bei eosinophilen Leukämien sind auch die Granula dunkelrot gefärbt.

In den Lymphoblasten und Lymphozyten ist die Reaktion in den Granula verstärkt bei Lymphoblasten-Leukämie (B-, T- oder O-Zellen), Prolymphozyten-Leukämie, Sézary-Syndrom (Wirthmüller 1978), chronischer lymphatischer Leukämie, T-Zell-Leukämie. Schollige Granula im Zytoplasma kommen bei polymorphzelligem Immunozytom vor. Abgeschwächt ist die Reaktion bei Gargoylismus. Extrazelluläre PAS-Kugeln entstehen durch Sekretion pathologischer Immunglobuline.

In den Megakaryozyten kann die Reaktion abgeschwächt sein bei idiopathischer thrombozytopenischer Purpura und kann als Ausdruck einer Funktionsstörung mit zur Diagnostik herangezogen werden.

In den Erythroblasten ist die PAS-Reaktion bei megaloblastären Anämien häufiger positiv. In den Proerythroblasten und Hämozytoblasten bei Erythrämie und Erythroleukämie treten granuläre und schollige PAS-Niederschläge auf, die polychromatischen Erythroblasten können diffus angefärbt sein.

2.9.4 Die Reaktion der α-*Naphthylacetat-Esterase* charakterisiert die monozytäre Reihe. Die Zellen mit zartblauer oder rauchgrauer Zytoplasmafarbe und gekerbtem Kern, die Monoblasten, Promonozyten bzw. Monozyten – je nach Kernform – können durch die unspezifische Esterase-Reaktion von Myeloblasten und Myelozyten bzw. Metamyelozyten, deren Zytoplasma leicht azidophil getönt ist, unterschieden werden.

Die Fermentreaktion – braun oder dunkelgrau granulär oder auch diffus – nimmt mit zunehmender Reife im Zytoplasma der monozytären Zellen etwas zu. Megakaryozyten reagieren fast so stark wie die Histiozyten, die maximal positiv sind wie die Monozyten. Plasmazellen werden auch noch stärker angefärbt als Promyelozyten und Myelozyten, diese stärker als die anderen Knochenmarkzellen. In den Histiozyten ist die Reaktion intensiver als in den Monozyten und ihren Vorstufen, auch die Knochenmarklymphozyten enthalten einige Granula. Bei reaktiven oder leukämischen Monozytosen fällt sie in vielen Fällen stark positiv aus.

2.9.5 Der Nachweis der *sauren Phosphatase* charakterisiert die T-Lymphozyten, die einen granulären bräunlichen Niederschlag bekommen, ebenso T-Lymphoblasten und T-Prolymphozyten so sicher, daß Lennert (1964) auf die Markierung mit Erythrozyten-Rosetten verzichtet. Am Zytozentrum neben der Kernbucht sind Myeloblasten und Erythroblasten positiv. Der Promyelozyt reagiert stärker als der Myelozyt bis Segmentkernige; der Eosinophile, die Plasmazelle und der Histiozyt weit stärker als der Monozyt. Am stärksten fällt die Reaktion bei Megakaryozyten und Osteoklasten aus.

Die Reaktion der sauren Phosphatase fällt bei den B-Lymphozyten der Haarzell- und der Prolymphozyten-Leukämie verstärkt aus und läßt sich wie die der Monozyten nicht durch Tartrat hemmen (Schaefer 1979).

2.9.6 Die Reaktion der *alkalischen Phosphatase* ist im Knochenmark differentialdiagnostisch bedeutungslos (Queisser 1978). Ein Teil der Histiozyten reagiert stark positiv und wird als fibroblastisch bezeichnet (Müller-Hermelingk 1974), ebenso Sinusendothelien, Osteoblasten und Osteoklasten. Im Blutausstrich oder – bei zu geringer Zellzahl – in dem eines Leukozytenkonzentrates ist sie von Wert.

Der Index der alkalischen Leukozytenphosphatase (ALP-Index) wird aus der Intensität des Niederschlags über den neutrophilen Granula nach Kaplow (1955) berechnet. 100 neutrophile Segment- oder Stabkernige werden in 5 Stärkegrade des schwarzbraunen Farbstoff-Niederschlages differenziert (0 = keine Reaktion, 1 = ein bis wenige Granula, 2 = viele Granula lokalisiert, 3 = diffus verteilte Granula, 4 = die Zelle ist ganz mit Granula erfüllt, 5 = die Zelle ist so voll Niederschlag, daß ihr Kern fast nicht mehr zu erkennen ist).

Der ALP-Index liegt normalerweise zwischen 10 und 100.

Erniedrigt unter 10 ist der ALP-Index bei der chronisch-myeloischen Leukämie und bei Virusinfektionen (Boll 1969).

Erhöht über 100 ist der ALP-Index bei Policythaemia vera, M. Hodgkin, Osteomyelosklerose und bei allen bakteriellen Infektionskrankheiten.

2.9.7 *Sudanophilie* sind neutrophile stärker als azurophile und eosinophile Granula. Monozyten und Plasmazellen sind zart granuliert, während sich Megakaryozyten und Thrombozyten diffus grau bis graubraun färben.
Sudanophob (Hayhoe u. Flemans 1969) nicht anfärbbar sind Basophile, Gewebsmastzellen, Myeloblasten, Erythroblasten, Histiozyten und Lymphozyten. Glanzkörner, die sekundären Lysosomen, werden tief schwarz mit Sudan B angefärbt, Vakuolen gar nicht.

3 Das normale Knochenmark

3.1 Kinetik der normalen Hämatopoese

3.1.1 Myelopoese

Zum besseren Verständnis der pathologischen Zusammenhänge der Blutbildung wird der myelopoetische Stammbaum (Abb. 3) angefügt, wie er sich nach mikrokinematographischen Dokumentationen der einzelnen Umwandlungsschritte in den Zellreihen des Knochenmarkes darstellt. Für den mit der farbigen Morphologie der Blutzellvorstufen im nach Pappenheim gefärbten Ausstrich vertrauten Hämato-Morphologen fällt es immer wieder schwer zu realisieren, daß die Differenzierung von einer Zellvorstufe in die nächste morphologisch differentere weniger als einen Tag in Anspruch nimmt. Das ganze myelopoetische System kann im Knochenmark in sieben Tagen durchlaufen werden. Die kleine pluripotente Stammzelle (O-Zelle) wächst zum achtmal so großen Histiozyten an, wobei sie die Stadien der determinierten Stammzellen nacheinander durchläuft: Basophiloblast – Myeloblast – Monoblast – Proerythroblast – Hämozytoblast. Die kleineren determinierten Stammzellen wachsen nach ihrer Stimulation auch weiter zum achtmal so großen Promyelozyten bzw. Promonozyten. Weiterhin können kleine sowie auch größere Stammzellen endomitotisch, amitotisch oder durch postmitotische Zytoplasma-Fusion zu Megakaryoblasten werden, aus denen noch vielfach größere Megakaryozyten durch weitere endomitotische und amitotische Polyploidisierungen ohne Zytokinesen entstehen. Von dieser Ausnahme der Riesenzellbildung abgesehen, entstehen aus den größten Vorläuferzellen durch mehrere sukzessive Mitosen Klone von wieder kleineren Knochenmarkzellen, wie Myelozyten, Promonozyten und polychromatischen Erythroblasten, die weiter in die Blutzellen (neutrophile Segmentkernige, Monozyten, Erythrozyten) differenzieren. Während des Wachstums der hämatopoetischen Stammzellen kommen in allen Größen von Kerndurchmesser 6–13μm Mitosen vor. Die eosinophilen und basophilen Granulozyten entstehen in entsprechender Weise, nur in geringerer Menge, aus den kleinen Basophiloblasten.

So entsteht aus einer hämatopoetischen pluripotenten Stammzelle, die in Größe und Morphe dem Lymphozyten zum Verwechseln ähnelt und nur durch ihre Oberflächeneigenschaften unterschieden werden kann, in einer Woche eine bunte Palette von 60–100 Blutzellen und mehr als 4000 Plättchen. Das Fließgleichgewicht dieses Systems wird durch eine Reihe von stimulierenden und inhibierenden Faktoren (Chalone), die erst seit kurzem untersucht werden, aufrecht erhalten. Die Histiozyten oder großen Retikulumzellen und die Sinusendothelien, die bisher von den meisten Autoren als Ursprungszelle des hämatopoetischen Systems angesehen wurden, sind nach den Kolonieversuchen und den In-vitro-Transformation-Dokumentationen vielmehr das Ende der Stammzellreihe.

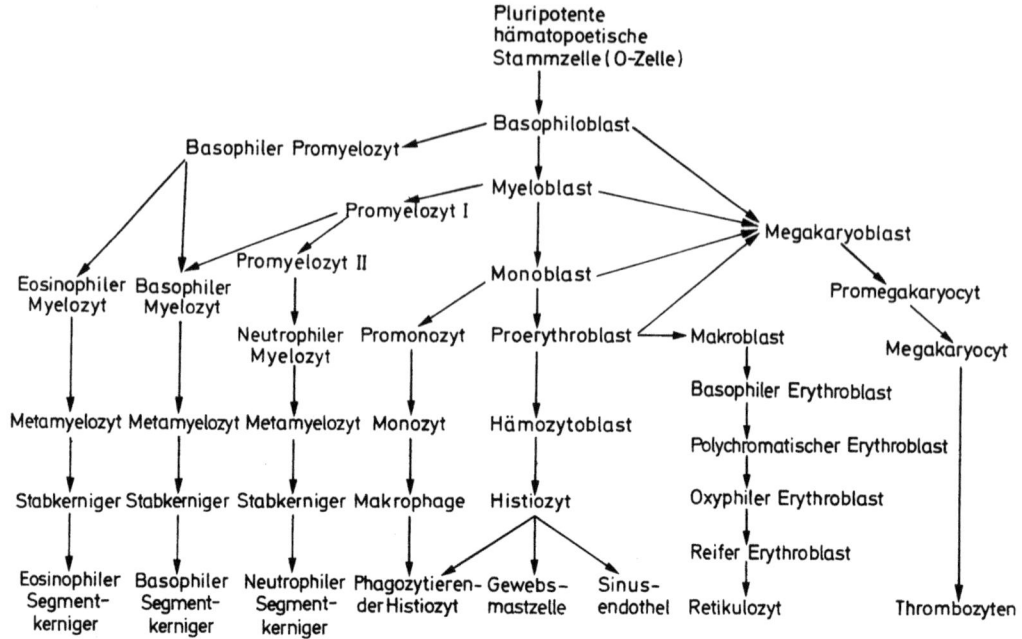

Abb. 3. Myelopoetischer Stammbaum nach mikrokinematographischen Transformationsbeobachtungen

3.1.2 Lymphopoese

In der Hämatopoese gibt es neben dem myelopoetischen System des Knochenmarkes (Abb. 3) noch das lymphatische System. Die Masse der lymphatischen Gewebe ist etwa so groß wie die des blutbildenden roten Knochenmarkes und ebenso über den ganzen Körper verteilt (Milz, Leber, Tonsillen, Lymphknoten, Payer-Plaques). Wenige Lymphonoduli finden sich im normalen Knochenmark, mehr bei Autoimmunkrankheiten. Sie produzieren und speichern wie alle lymphatischen Gewebe vorwiegend T-Lymphozyten (Thymus-abhängig). Diffus im Knochenmark finden sich aber noch andere Lymphozyten, die B-Lymphozyten (B- von bone marrow) und die mit ihnen nahe verwandten Marschalko-Plasmazellen. Dieses System produziert Immunglobuline, die als Antikörper der humoralen Abwehr dienen, während die T-Lymphozyten vorwiegend die zelluläre Immunabwehr bestreiten. Die B- oder Knochenmarklymphozyten, bisher kleine Retikulumzellen genannt, kommen in verschiedenen morphologischen Variationen, z. B. Zentrozyten, vor. Die Haarzellen und die Lymphoidzellen der Mononukleose sind Zellarten, die krankhafte Entartungen von normalen Lymphozyten darstellen, deswegen normalerweise nicht zu finden sind.

Nach der Lennertschen „Neuen Kiel Klassifikation 1974" (1975) müßte das hämatopoetische Zellsystem so aufgefaßt werden, daß sich die pluripotente O-Zelle auch in Lymphoblasten umwandeln kann, die sich zu einem Klon T- oder einem Klon B-Lymphozyten teilen. Diese Lymphozyten wiederum können durch Mitogene jederzeit zu achtmal so großen Immunoblasten stimuliert werden, vermehren sich aber im Gegensatz zum myelopoetischen Wachstum dabei nicht. Wie in der Myelopoese entstehen aus den Immunoblasten mitotisch

neue Klone kleiner T-Lymphozyten oder B-Lymphozyten bzw. Plasmazellen. Jedoch konnten nur einzelne Umwandlungsschritte im lymphatischen System bisher kinematographisch dokumentiert werden.
Die meisten lymphatischen Zellen haben gegenüber den myelopoetischen eine sehr lange Lebensdauer. Nur die kleinen Zellen (O-Zellen, T-Lymphozyten, B-Lymphozyten) kommen in der Lymphe, im Blut und im Knochenmark vor, weil sie die Gefäßendothelporen mit einem Durchmesser von 3 µm durchwandern. Alle größeren lymphatischen Zellen können aus demselben Grunde die lymphatischen Gewebe nicht verlassen und kommen deswegen normalerweise im Knochenmark auch nicht vor. Hier findet sich nur die Plasmazelle – von Marschalko erstmalig beschrieben – die nach verschiedenen neueren Untersuchungsergebnissen aus dem B-Lymphozyten entsteht.

3.1.3   Prinzip der hämatopoetischen Proliferation

Das Wachstum des blutbildenden Systems unterliegt nach Transformationsbeobachtungen an lebenden Zellen und vielen experimentellen Untersuchungsergebnissen wie Kolonietechniken folgenden Regeln:

a) Die Voraussetzung für jede Zellvermehrung ist die Stimulation mit Zell- und Kernvergrößerung, z. B. der Lymphozyten zum Immunoblasten, der pluripotenten Stammzelle zum Proerythroblasten und Hämozytoblasten, des Myeloblasten zum Promyelozyten und so fort. Ein Wachstum auf die doppelte Zell- und Kerngröße ist in 8–12 Std. möglich.
b) Die auf das Achtfache vergrößerten Zellen vermehren sich durch mehrere sukzessive Mitosen; im lymphatischen System zu einem Klon von kleinen T- oder B-Lymphozyten, die erneut stimulierbar sind oder im myelopoetischen System zu Klonen von nicht mehr teilungsfähigen Zellen, den Segmentkernigen, Monozyten, Erythrozyten, Thrombozyten.
c) Während dieser sukzessiven mitotischen Teilung findet gleichzeitig eine morphologische Differenzierung (= Reifung der Zellen und Kerne) statt.
d) Bei den hämatopoetischen Stammzellen – nicht während des Wachstums stimulierter Lymphozyten – kommen während der Zell- und Kernvergrößerung mehrere Mitosen vor.
e) Zweikernige Zellen entstehen durch postmitotische Zytoplasmafusionen oder durch Endomitosen mit nachfolgender Amitose und bilden so die megakaryopoetische Reihe oder Osteoklasten. Nur unter pathologischen Bedingungen kommen tetraploide Zellen auch in der granulozytopoetischen Reihe (Riesen-Metamyelozyten reifen zu Hypersegmentierten), bei Erythroblasten und in lymphatischen Zellen vor.

3.2   Normalwerte

Als Anhaltspunkt für die Beurteilung von Knochenmarkpunktaten sollen die Normalwerte, gemittelt von Knochenmarkpunktaten bei hämatologisch Gesunden dienen (Tabelle 3 und 4). Die Prozentzahlen für die Granulo- und Erythrozytopoese scheinen uns übersichtlicher als die Promille-Angaben für alle Knochenmarkzellen. Der $\frac{G}{E}$ Index (s. 2.7) erlaubt eine schnelle Übersicht über

Tabelle 3. Normalwerte des Knochenmarkes beim Erwachsenen. Medianwerte und Interquantilbereiche 93% von 28 hämatologisch Gesunden (je 2000 differenzierte Zellen). Nicht erwähnte Zellen kommen normalerweise nicht vor. Die Prozentbereiche für die Granulozytopoese und für die Erythropoese streuen weit weniger als der Promillebereich, weil der Anteil lymphatischer und retikulärer Zellen schon je nach Ausstrichstelle stark schwankt

	‰		%	
Lymphopoese und Retikulum				
Blutlymphozyten	83,5	(18–130)		
Knochenmarklymphozyten	22	(1–128)		
Plasmazellen	10	(1– 30)		
Histiozyten = große Retikulumzellen	12	(1– 51)		
phagozytierende Histiozyten und Gewebsmastzellen	1,5	(0– 11)		
	139,0			
Granulozytopoese: Mitoseindex 13‰				
Myeloblasten, Basophiloblasten und Monoblasten	13,5	(8– 36)	2,5	(0,5– 6)
Promyelozyten	84,5	(31–144)	13,2	(5 –26)
neutrophile Myelozyten	111,5	(57–177)	17,8	(12 –29)
eosinophile Myelozyten	16,5	(0– 44)	3,1	(0 – 7)
Promonozyten	1	(0– 18)	0,2	(0 – 3)
Metamyelozyten	69	(33–150)	12,2	(7 –23)
Stabkernige	103,5	(52–173)	18,7	(11 –24)
neutrophile Segmentkernige	159	(80–229)	27,2	(13 –38)
eosinophile Segmentkernige	21,5	(0– 41)	3,6	(0 – 6)
Monozyten	4	(0– 19)	0,6	(0 – 3)
	584,0		99,1	
Erythrozytopoese: Mitoseindex 15‰				
Proerythroblasten	15	(7– 28)	7,1	(3 –13)
basophile Erythroblasten	38	(19– 87)	17,0	(6 –35)
polychromatische Erythroblasten	111	(59–207)	49,5	(26 –63)
oxyphile Erythroblasten	24,5	(2– 80)	12,6	(1 –34)
reife Erythroblasten	17	(4– 54)	7,5	(2 –28)
	205,5		93,7	
Thrombozytopoese				
Megakaryoblasten	0	(0– 2)		
Megakaryozyten und Promegakaryozyten	2	(0– 5)		
	2			

$\dfrac{G}{E}$ Index 2,8

das Verhältnis der granulozytopoetischen Reihe zu den Erythroblasten. Nach Bock (1939) soll die Zahl der teilungsfähigen granulozytopoetischen Zellen und der nicht mehr teilungsfähigen $\left(\dfrac{Gb}{Gz}\text{Index}\right)$ gleich groß sein. Nach unserer Vitalbeobachtung sind 2/3 der Metamyelozyten teilungsfähig, so daß unsere

Tabelle 4. Normalwerte des Knochenmarkes beim Kind. (Nach Queisser 1978) in %.

Zellart	Geburt		1. Woche		Ende der Neugeborenperiode		Kleinkindesalter		Schulalter	
	Wintrobe (24)	Opitz/Weicker (15)	24	15	24	15	24	15	24	15
neutrophile Granulopoese gesamt	54 (31–77)	52,5	65 (21–79)	60	37 (22–52)	43	50 (32–68)	52	52 (35–69)	58,5
Myeloblasten		2,5 (0,2– 5,0)		2,0 (0,2– 5,0)		1,5 (0,2– 5)		1,0 (0,2– 5)		1,0 (0,2– 5)
Promyelozyten		3,0 (0,2– 5,0)		3,5 (0,5– 7,5)		2,5 (0,8–10)		2,5 (0,5– 7,5)		3,0 (0,5–10)
Myelozyten		6,0 (2–20,0)		10,5 (5,0–20,0)		10,0 (5 –15)		12,5 (5 –20)		15,0 (5 –25)
Metamyelozyten		12,5 (5–25,0)		12,5 (5,0–25,0)		10,0 (5 –15)		12,5 (5 –20)		15,0 (5 –25)
Stabkernige		12,5 (5–25,0)		15,0 (10 –25)		8,0 (5 –15)		10,0 (5 –15)		12,5 (5 –20)
Segmentkernige		15,0 (10–30)		15,0 (10 –25)		7,0 (1 –15)		8,5 (1 –15)		8,0 (1 –15)
Basophile		0,05 (0– 0,5)				0,05 (0 – 1)		0,1		0,2 (0 – 1,0)
Eosinophile	3 (1–3)	1,0 (0 –5,0)	3 (1–5)	2,5 (0,5– 7,0)	3 (1–5)	2,0 (0,5–5,0)	6 (2–10)	5 (1,5–7,5)	3 (1–5)	4,0 (1 –7)
Monozyten	6 (2–10)			5,0 (2 –10)				3 (1–5)		1,5 (0,5–4)
Lymphozyten		–	13 (7–19)	–	23 (18–54)		22 (8–36)	–	18 (12–28)	20,0 (10–35)
Reticulumzellen		5,0 (0 –10,0)		25,0 (10–40)		35,0 (15–50)		27,5 (15–40)		0,5 (0,2–2,8)
Plasmazellen		0,1 (0,1– 1,0)		0,1 (0–45)		0,5 (0– 2)		0,5		0,5 (0,2–2,5)
Megakaryozyten		0,1		0,1		0,5		0,5		0,5
Erythropoese gesamt	34 (18–50)	35,0	15 (5–25)	10	17 (7–27)	20	19 (11–27)	17,5	21 (11–31)	20
Basophile		5,0 (0,5–10,0)		1,0 (0– 3)		2,5 (0,5– 5)		2,5 (1– 6)		3 (1– 8)
Polychrom.		15,0 (7,5–30,0)		3,0 (0–10)		10,0 (5 –20)		5,0 (2–10)		6 (3–10)
Oxyphile		15,0 (7,5–30,0)		6,0 (2–20)		7,5 (5 –12,5)		10,0 (5–20)		11 (5–20)

Werte diesem Postulat entsprechen. Der Mitoseindex der Granulozytopoese (Gr MI) liegt bei völlig Gesunden mit 6‰ unter dem Mittelwert der hämatologisch gesunden Patienten. Das verwundert insofern nicht, als viele Erkrankungen die Granuloblasten-Proliferation stimulieren. Der wesentlich höhere Mitoseindex der Erythrozytopoese (Ebl MI) bei Normalpersonen von 25‰ entspricht dem größeren Anteil an basophilen Erythroblasten von 28‰, eine Tatsache, die weiterer Bearbeitung bedarf.

3.3 Morphologie und Nomenklatur-Hinweise

Die Morphologie der hämatopoetischen Zellen im nach Pappenheim gefärbten Ausstrichpräparat kann den vorzüglichen Atlanten von Undritz (1972), McDonald (1972), Hayhoe und Flemans (1969), Stobbe (1970), Heckner (1965), Begemann und Rastätter (1978), von Riesen und Albrecht (1957) u. a.) entnommen werden.

Eine international anerkannte Einigung über die Nomenklatur konnte bisher in der Hämatologie nicht erreicht werden. Bei der notwendigen Auswahl wurden für die praktische Durchführung der Routinebefundung etwas vereinfachte Zellbezeichnungen ausgewählt, die als Grundlage für die weiteren Besprechungen dienen sollen.

3.3.1 *Blutlymphozyten* sind die kleinsten kernhaltigen Blutzellen und etwas kleiner als ein Erythrozyt. Der Kern ist von verwaschener, marmorierter, dunkelvioletter oder grober Struktur und meist nur von einem dreieckigen Häubchen hellblauen Zytoplasmas umgeben. Zytochemisch reagieren sie fast alle granulär mit saurer Phosphatase, nur zum Teil mit PAS. Sicherer Nachweis ihrer T-Zelleigenschaft ist die Rosettenbildung mit Neuraminidase-behandelten Schaferythrozyten. Häufig sind Zelle und Kern als Zeichen ihrer Beweglichkeit deformiert (Handspiegel- oder Spindelform). Enthalten die Lymphozyten azurophile rötliche Granula, werden sie *Virozyten* genannt, weil sie für Virusinfekte typisch sind.

3.3.2 *Prolymphozyten* sind stimulierte Lymphozyten, die größer sind als die Blutlymphozyten, einen breiteren hellbasophilen Zytoplasmasaum und eine aufgelockerte Kernstruktur besitzen.

3.3.3 *Lymphoblasten* sind im Knochenmark sehr selten. Bei ähnlicher Zellgröße haben sie meistens mehr und schwächer basophiles Zytoplasma als der Myeloblast und einen ähnlich strukturierten Kern. In Zweifelsfällen ist die PAS-Reaktion durchzuführen: pathologische Lymphoblasten enthalten viel mehr und gröbere Granula als die normalen.

3.3.4 *Immunoblasten* sind wesentlich größer, haben oft unregelmäßige Zellgrenzen, dunkler basophiles Zytoplasma und eine lockere netzige Kernstruktur mit mehreren Nukleolen; sie sind im normalen Knochenmark ebenfalls äußerst selten vorhanden.

3.3.5 *Knochenmarklymphozyten oder kleine Retikulumzellen* sind vom Blutlymphozyten nur bei starker Vergrößerung und Zentrieren des Mikroskops durch ihre lockere retikulär schwach netzige Kernstruktur und durch ihre geringes, wenn nicht sogar ganz fehlendes basophiles Zytoplasma abzugrenzen. In Zweifelsfällen muß die Oberflächenmarkierung mit Ig und die Zytochemie zu Rate gezogen werden, um die B-Lymphozyten (B von *bone marrow*) von den T-Lymphozyten zu unterscheiden. Diese kleinen Retikulumzellen sind α-Naphthylacetat-Esterase granulär positiv.

Die pathologischen Abarten der Knochenmarklymphozyten sind die Haarzellen, Lymphoidzellen, Zentrozyten u. a., die bei den entsprechenden Erkrankungen beschrieben werden.

3.3.6 *Histiozyten* sind große Retikulumzellen, die großen lymphoiden Retikulumzellen nach Rohr (1960) oder Sinusoidzellen (Heckner 1948) u. a. Sie haben große runde oder ovale retikuläre locker netzig strukturierte Kerne mit großen oft basophilen Nukleolen. Häufig ist kein Zytoplasma mehr zu erkennen, oder es ist so zerfließlich, daß die Grenzen nicht sicher ausgemacht werden können. Mehrere Kerne in einer Zytoplasmafahne sind nicht selten. Mitosen kommen vor. Das Zytoplasma ist stark α-Naphthylacetat-Esterase und saure Phosphatase positiv, bei den fibroblastischen Retikulumzellen alkalische Phosphatase positiv.

3.3.7 *Phagozytierende Histiozyten oder Makrophagen* haben die Kerne der großen Retikulumzellen und enthalten im Zytoplasma Partikel oder Zelltrümmer.

Sideromakrophagen enthalten Eisenkörnchen, die mit der Berliner-Blau-Reaktion auffärbbar sind.

Gaucher-Zellen haben einen kleinen dichten Kern und eine streifige Zytoplasmastruktur durch Zerebroside, die in den Mitochondrien gespeichert werden, weil ihr Abbau gestört ist. Sie sind PAS, Eisen, alkalische und saure Phosphatase und α-Naphthylacetat-Esterase positiv und sudanophil.

Schaumzellen sind stark speichernde Zellen mit wolkiger Zytoplasmastruktur, die u. a. bei Niemann-Pick-Krankheit vorkommen. Sie sind α-Naphthylacetat-Esterase positiv.

Seeblaue Histiozyten enthalten 3µm große blaugrüne Granula, die elektronenmikroskopisch Myelinfiguren sind, und haben einen exzentrisch gelegenen scholligen Kern. Die Granula enthalten PAS, seltener POX, alkalische oder saure Phosphatase, sind sudanophil und zeigen Autofluoreszenz.

3.3.8 Als *Hämozytoblasten* werden Übergangsformen zwischen Histiozyten und Proerythroblasten bezeichnet. Sie haben besser abgegrenztes, schwach basophiles Zytoplasma, aber noch die lockere Netzstruktur der großen Retikulumzellkerne mit Nukleolen. Sie kommen bei ineffektiver Erythropoese und schwerer Anämie (Vitamin-B_{12}- oder Eisenmangel, Erythrämie) vor.

3.3.9 *Gewebsmastzellen* unterscheiden sich von basophilen Myelozyten durch ihre dichte und dunklere violette grobe Granulation, die selten durch die Alkoholfixation ausgewaschen ist, meist den Kern frei läßt, und durch ihre ausgezogenen bizarren Bewegungsformen.

3.3.10 *Plasmazellen nach Marschalko* sind charakterisiert durch einen kleinen, dichten, exzentrisch gelegenen Kern und dunkelbasophiles Zytoplasma in großer Ausdehnung [Kern-Plasma-Verhältnis 1 : 4,3 (Aust 1968)]. Eine ca. 1 µm große

Vakuole ist obligat, die perinukleäre Aufhellung zentral vom Kern meistens gut zu erkennen.

Atypische Plasmazellen sind gekennzeichnet durch Mehrkernigkeit, flammende Plasmazellen, Mottzellen u. a.

3.3.11 *Plasmoblasten* unterscheiden sich von den Plasmazellen durch das zugunsten des Kerns verschobene Kern-Plasma-Verhältnis, durch eine aufgelockerte Kernstruktur und nur schwach basophiles Zytoplasma.

3.3.12 *Osteoblasten* haben das Kern-Plasma-Verhältnis von Plasmazellen, sind aber etwas größer. Ihr Kern ist heller, das Zytoplasma azidophil oder schwach basophil und enthält alkalische Phosphatase. Sie kommen bei Kindern, bei Osteoidablagerungen, osteoblastischen Metastasen und M. Paget vor.

3.3.13 *Osteoklasten* sind mehrkernige große Zellen mit einigen runden bis ovalen Kernen, die gut gegeneinander abgegrenzt im azidophilen Zytoplasma liegen. Dies enthält reichlich saure Phosphatase. Sie kommen bei vermehrtem Knochenabbau, wie osteoklastische Metastasen, und beim Knochenumbau zusammen mit den häufigeren Osteoblasten vor.

3.3.14 *Myeloblasten* (Durchmesser des Kerns 9,8 µm) als determinierte Stammzellen der neutrophilen Reihe fallen durch die verwaschene Kernstruktur [wie durch Milchglas gesehen (Siebert 1950)] und den schmaleren, mäßig basophilen und scharf begrenzten Zytoplasmasaum auf.

3.3.15 *Basophiloblasten* als determinierte Stammzellen der basophilen und eosinophilen Reihe sind etwas kleiner als die Myeloblasten und haben besonders schmales und dunkelblaues Zytoplasma. Diese kleinen dunkelbasophilen Stammzellen (Fliedner et al. 1964) oder blaßbasophile sog. „transitional cells" (Yoffey 1970) treten bei Regeneration des Knochenmarkes nach akuter Phthise der hämatopoetischen Zellen zuerst auf.

3.3.16 *Monoblasten* als determinierte Stammzellen der monopoetischen Reihe sind größer als die Myeloblasten (mittlerer Kerndurchmesser 11,6 µm), haben meist etwas mehr schwach basophiles Zytoplasma und als Charakteristikum einen gekerbten Kern. Sie reagieren granulär mit α-Naphthylacetat-Esterase.

3.3.17 Als *Promyelozyten* bezeichnen wir alle Zellen mit der markanten rot-violetten azurophilen Granulation. Normalerweise haben nur wenige Promyelozyten die Größe von Myeloblasten, meist sind sie erheblich größer, haben relativ mehr Zytoplasma und eine dichtere Kernstruktur (Promyelozyt II) (Durchmesser der Zelle im Mittel 16,4 µm, des Kerns 12,4 µm; bei stimulierter Granulozytopoese sind beide Durchmesser kleiner (Boll, Mersch, Mersch 1970).

3.3.18 *Der neutrophile Myelozyt* ist eine Zelle, die schon deutlich neutrophile Granula (Heilmeyer 1968, Schulten 1953) und keine Basophilie im Zytoplasma mehr aufweist (Stobbe 1970). Einigen Autoren, die als Myelozyten Zellen mit noch – wenn auch feiner – azurophiler Granulation bezeichnen, wollen wir uns aus

Gründen der Übersichtlichkeit nicht anschließen. Der Myelozyt ist kleiner als der Promyelozyt, hat aber die gleiche Kern-Plasma-Relation. Zell- und Kerngrößen sind als Merkmal für die Zuordnung der Zellen insofern unbrauchbar, als im Proliferationsspeicher mehrere Mitosen nacheinander vorkommen. Dabei halbiert sich die Zell- und Kerngröße, um bis zur nächsten Mitose wieder um 2/3 anzuwachsen. Der Kern ist oval oder bohnenförmig wie der des Promyelozyten, aber von gröberer Struktur. Das Zytoplasma ist azidophil, hellgrau bis zartrosa und enthält die neutrophile, d. h. nach Pappenheim nicht anfärbbare Granulation. Der dadurch sehr helle Myelozyt kann auch braunrötlich aussehen als Zeichen der toxischen Granulation.

3.3.19 *Eosinophile* bzw. *basophile Myelozyten* sind entsprechend granulierte, runde Zellen derselben Größe und Kernstruktur wie die neutrophilen. Finden sich neben der ziegelroten groben, sog. eosinophilen Granulation noch dunkelviolette, sog. basophile Granula, werden die Zellen als *eosinophile Promyelozyten* bezeichnet, weil die groben dunkelvioletten die eosinophilen Progranula sind. *Basophile Promyelozyten* erreichen selten die Größe der neutrophilen und eosinophilen Promyelozyten. Wegen ihres seltenen Vorkommens unterscheiden wir üblicherweise nicht eosinophile bzw. basophile Promyelozyten, Myelozyten und Metamyelozyten, sondern fassen alle teilungsfähigen Vorstufen als Myelozyten zusammen.

3.3.20 Der *Promonozyt* ähnelt dem Myelozyten, von dem er sich durch das blaugraue, statt des schwach azidophilen Zytoplasmas und seiner positiven α-Naphthylacetat-Esterase-Reaktion unterscheidet. Er kann fein azurophil granuliert sein. Sein Kern ist wenig gebuchtet, etwas feiner strukturiert als der Myelozytenkern. Als Vorstufe des Monozyten ist er teilungsfähig.

3.3.21 Der *Metamyelozyt* oder *Jugendliche* (Schilling) unterscheidet sich in Zellgröße und Zytoplasma nicht vom kleineren Myelozyten. Der Kern ist stärker gebuchtet, verschieden geformt und in der Struktur etwas dichter und grobscholliger als der Myelozytenkern.

3.3.22 *Der Stabkernige* hat einen hufeisenförmigen Kern, dem im Unterschied zum Segmentkernigen eine Verdünnung auf über 1/3 fehlt. Bei den eosinophilen und basophilen verzichten wir auf eine Unterscheidung des Stab- vom Segmentkernigen, da sie zu selten sind und durch die dichte Granulation der Kern oft nicht ausreichend abgegrenzt werden kann.

3.3.23 *Der segmentkernige neutrophile Granulozyt* ist eine Zelle von 10–12 µm Durchmesser. Der dunkelfleckig strukturierte Kern wird durch mehrere fadenförmige Brücken segmentiert, mindestens ist eine Verdünnung auf 1/3 oder eine Überlagerung durch Drehung derselben vorhanden. Drei Kernsegmente sind am häufigsten (50%), vier und zwei Kernsegmente kommen etwa gleich oft vor. Das Zytoplasma ist schwach azidophil bis farblos. Eine braunrote Granulation wird als toxisch bezeichnet und kommt am häufigsten bei bakteriellen Infekten vor.

3.3.24 *Eosinophile Granulozyten* haben meist zweisegmentierte Kerne und sind voller großer eosinophiler Granula von 0,3–0,8 µm Durchmesser.

3.3.25 *Basophile Granulozyten oder Blutbasophile* haben gemischt dunkelbasophile und farblose (degranulierte) Granula (0,2 →>1µm) und unregelmäßig geformte Kerne.

3.3.26 *Der Monozyt* hat zum rauchgrauen oder schwach basophilen Zytoplasma einen gelappten oder stark gebuchteten Kern. Er stammt wie der Promonozyt vom Monoblasten ab. Er wird als Makrophage oder Phagozyt bezeichnet, wenn er Zelleinschlüsse oder Vakuolen enthält.

3.3.27 *Der Proerythroblast* hat einen großen runden Kern (Durchmesser 10–17 µm) mit dichter feinkörniger Chromatinstruktur und einigen Nukleolen. Das schmale Zytoplasma ist dunkelbasophil gleichmäßig um den Kern angeordnet, häufig mit einer perinukleären Aufhellungszone. Über die runde Zirkumferenz der Zelle ragen manchmal Zytoplasmafortsätze von 1–2 µm Breite hervor (Boll 1968).
Der Makroblast ist ein kleiner Proerythroblast.

3.3.28 *Der basophile Erythroblast* ist erheblich kleiner mit einem Kerndurchmesser von 7–10 µm. Der Kern ist grobschollig mit häufig radiär angeordneter Chromatinstruktur, der schmale Plasmasaum ist intensiv basophil. In Zweifelsfällen werden die basophilen Erythroblasten an ihrer Kernstruktur von den Makroblasten unterschieden.

3.3.29 *Der polychromatische Erythroblast* ist meist kleiner und sein Kern (Durchmesser 6–8 µm) dichter als der des basophilen Erythroblasten. Er läßt mehr Zytoplasma frei, das homogen in allen Schattierungen von bläulich über violett bis grauorange getönt sein kann.

3.3.30 *Beim oxyphilen Erythroblasten* ist die Kernstruktur (Durchmesser 5,5–7 µm) noch dichter, hat aber noch Struktur, das Zytoplasma hat die Farbe der umgebenden Erythrozyten.

3.3.31 *Der reife Erythroblast* hat einen völlig pyknotischen, dunkelvioletten, kleinen Kern ohne erkennbare Struktur (Durchmesser unter 6 µm). Meistens ist er rund, selten auch gelappt (Gänseblümchenkern). Das Zytoplasma hat meist die orange Farbe der Erythrozyten, kann aber bei Kern-Plasma-Reifungsdissoziation auch polychromatisch, selten sogar basophil sein. Bei überstürzter Ausreifung sieht man Entkernungsfiguren – der Kern überragt die Zelloberfläche – bei den reifen Erythroblasten. Nackte Kerne werden, wenn sie gehäuft auftreten, gesondert vermerkt.

3.3.32 *Megaloblasten* werden in dieselben Reifungsstufen eingeteilt wie die normalen Erythroblasten, von denen sie sich durch größere Zellen und größere, sehr locker netzig oder grobschollig strukturierte Kerne, häufig noch mit erkennbaren Nukleolen, unterscheiden. Besonders charakteristisch sind die für polychromatische Zellen viel zu großen Zellen und getigert strukturierten Kerne (Kern-Plasma-Reifungsdissoziation) und Kerndegeneration bei den reifen Erythroblasten (Karyorhexis, Kerntrümmer, Gänseblümchenkerne, Erythrokonten).

3.3.33   Als *Megaloblastoide* (= Übergangsformen), wieder in dieselben Reifungsklassen eingeteilt, werden Zellen bezeichnet, die aufgrund ihrer morphologischen Charakteristika zwischen den normalen Erythroblasten und den Megaloblasten stehen.

3.3.34   Der *Megakaryoblast* hat dunkelbasophiles Zytoplasma wie der Proerythroblast, ist aber häufig kleiner mit einem Kerndurchmesser ab 7 µm. Sein Charakteristikum ist ein gekerbter Kern oder seine Zweikernigkeit. Die netzige Kernstruktur ist dunkler als die des Proerythroblasten. Feinste Zytoplasmafortsätze überragen häufig die Zelloberfläche. Eine Granulation kommt nicht vor.
Gigantoblasten sind m. E. wie alle mehrkernigen Stammzellen den Megakaryoblasten zuzurechnen.

3.3.35   *Promegakaryozyten* sind größer mit großen gelappten oder mehreren Kernen. Sie haben schwach basophiles Zytoplasma und evtl. schon azurophile Granulation. Die Kern-Plasma-Relation ist zugunsten des Zytoplasmas verschoben.

3.3.36   Der *Megakaryozyt* enthält noch wesentlich mehr Zytoplasma – nur azidophil – mit der typischen Felderung, kommt sehr vielgestaltet vor und übertrifft an Größe um ein Vielfaches die anderen Knochenmarkzellen. Der Kern ist stark gelappt, auch übersegmentiert. Selten ist er oder ein Teil desselben in Mitosen. Zerfallende Megakaryozyten und in Fahnen und Haufen zusammengelagerte Thrombozyten kommen wie nackte Megakaryozytenkerne im Knochenmark normalerweise nicht vor und können als Zeichen eines erhöhten Thrombozytenumsatzes angesehen werden.
Als pathologisch anzusehen sind wolkige Zytoplasmadegenerationen bes. bei Promegakaryozyten, solitäre Riesenkerne und Mehrkernigkeit. Sehr kleine reife Megakaryozyten mit einem runden Kern werden als *Mikrokaryozyten* bezeichnet und zeigen die typische Zytoplasmafelderung (Trautmann 1961).
Atypische Riesenzellen verschiedener Morphe kommen bei M. Hodgkin oder bei Knochenmark-Karzinose u. a. vor.

4 Das pathologische Knochenmark

Das Fließgleichgewicht ist im normalen Knochenmark so fein reguliert, daß die Blutbildwerte in engen Grenzen konstant bleiben.
Pathologische Veränderungen in der numerischen Zusammensetzung des Knochenmarkes entstehen als:

4.1 **Verstärkte Proliferation** einzelner Zellreihen durch **vermehrten Bedarf** an einzelnen Blutzellen.
Die betreffende Reihe wird so verstärkt, daß das Zellverhältnis erheblich gestört wird.

4.1.1 Erythrozyten bei *Blutung* (D 2; s. Abb. 2, S. 16), *kardiopulmonaler Insuffizienz* (D 14) oder *Hämolyse* (D 1)

4.1.2 Granulozyten bei *bakteriellem Infekt* (D 11, 17), *Immungranulozytopenie* oder *Leberzirrhose* (D 10)

4.1.3 Thrombozyten bei *verkürzter Lebensdauer = ITP* (D 16)

4.1.4 Monozyten und Makrophagen bei *Kollagenosen, Virusinfekten, M. Hodgkin* u. a. (s. 5.20.1)

4.1.5 Baso- und Eosinophilie durch *Allergien* gegen Fremd-Eiweiß, Parasiten u. a. (s. 5.13.1, 5.14.4)

4.2 **Genuine Erkrankungen der verstärkten Proliferation**

4.2.1 *Chronische myeloische Leukämie (D 20)* und

4.2.2 *Polycythaemia vera (D 18)* beide durch verstärkte Proliferation der pluripotenten Stammzelle

4.2.3 *Megakaryozyten-Leukämie mit Thrombozytose (D 15)* durch vermehrte Polyploidisierung von Stammzellen

Im Gegensatz zu diesen **positiven Fehlsteuerungen** der Regulation stehen eine ganze Reihe von **negativen Fehlsteuerungen**. Durch einen *Reifungsstop* können sich Zellarten, die normalerweise die 1‰-Grenze nicht überschreiten, vor der Blockade so vermehren, daß sie wie es scheint, erst auftreten.

4.3 **Genuine Hemmung der Differenzierung**

4.3.1 Mangelhafte Besiedelung des Knochenmarks mit Stammzellen bei *Osteomyelofibrose* bzw. *Panmyelophthise* (s. 5.19, 5.63)

4.3.2 Mangelhafte Differenzierung von kleinen Stammzellen im Knochenmark: *akute undifferenzierte Leukämie* bzw. *akute Myeloblasten-Leukämie* (D 22)

4.3.3 Mangelhafte Differenzierung von größeren Stammzellen: *akute Monoblasten-Leukämie, Monoblasten-Sarkom, Erythrämie Di Guglielmo* (D 4) bzw. *Histiocytosis X* (s. 5.20.3.1)

4.3.4 Mangelhafte Differenzierung von schon besser differenzierten Zellen: *akute Promyelozyten-Leukämie* (D 21), *Myelomonozytäre Leukämie, Erythroleukämie* (D 19) bzw. *oligoblastische Leukämie* (D 6)

4.3.5 Mangelhafte Differenzierung von Knochenmarklymphozyten: *akute* und *chronische, lymphatische Leukämie* (D 9), *M. Waldenström* (D 7), *Plasmozytom* (D 8)

4.4 **Toxische Hemmung der Differenzierung**

Panmyelophthise, Agranulozytose bzw. *Erythroblastophthise,* auch genuin (s. 5.6.3, 5.8.1, 5.6.1)

4.5 **Fehlerhafte Differenzierung der Erythrozytopoese durch:**

4.5.1 Vitamin B_{12}- oder Folsäuremangel: Megaloblasten, Riesenstäbe, übersegmentierte Megakaryozyten bei *perniziöser Anämie u. a.* (D 3)

4.5.2 Erythropoetin-Mangel: fehlerhafte Regulation des Erythrozyten-Nachschubs als *renale Anämie* (D 5),

4.5.3 *Eisenmangel:* mangelhafte Reifung der Erythroblasten (hypochromatische Mikrozyten, D 2)

4.5.4 Übermäßiges Eisenangebot: *sideroachrestische Anämie* (D 13),

4.6 **Genetische Defekte**

4.6.1 *Dyserythropoetische Anämie* (s. 5.6.5)

4.6.2 *Genuine Neutropenie* (s. 5.8.2)

4.7 **Gegenregulation der Granulozytopoese durch:**

4.7.1 Vergrößerten marginalen Blutspeicher bei *Splenomegalie* (D 12)

4.7.2 Erschöpfbarkeit bei *zyklischer Neutropenie* (s. 5.8.3)

4.8 **Fremdbesiedelung**

4.8.1 *Karzinom*zellmetastasen, *Melanom* u. a. (s. 5.25)

4.8.2 *Maligne Lymphome* (s. 5.23)

5 Systematik der Diagnosen

5.1 Angeregte Erythrozytopoese bei Hämolyse (D 1)

Angeborene (hereditäre Sphärozytose, Enzymopathien, Hämoglobinopathie) und erworbene autoimmun-hämolytische Anämien
- o Knochenmarkpunktat: sedimentiert im Röhrchen.
- o Knochenmarkausstriche: zellreich, fettarm.
- • Retikulum: Histiozyten vermehrt (im Mittel auf 38‰)[1], auch Erythrozytenphagozytierende und Schaumzellen. Bei Autoantikörperanämie auch Knochenmarklymphozyten (Schubothe et al. 1966) oder Lymphonoduli vermehrt.
- o $\frac{G}{E}$ Index: in Abhängigkeit von der Schwere der Anämie erniedrigt, im Mittel auf unter 2 (0,4–5,0).
- • Granulozytopoese: unauffällig bis angeregt, rechtsverschoben, Eosinophile vermehrt.
  Mitosen vermehrt (mittlerer weißer Mitoseindex 20,0‰)[2]. Besonders sind die Mitosen der Myeloblasten vermehrt von normal 40 auf 100‰.
- • Erythrozytopoese: vermehrt, linksverschoben.
  Proerythroblasten und basophile Erythroblasten kleiner als normal.
  Megaloblasten selten bei langdauernder überstürzter Regeneration.
  Mitosen stark vermehrt, besonders bei Proerythroblasten und basophilen Erythroblasten (mittlerer roter Mitoseindex 30,9‰).
- o Berliner-Blau-Reaktion: vermehrte Eisenspeicherung und Sideroblasten, aber nicht obligatorisch, z. B. bei Kugelzellanämie.
- • Thrombozytopoese: unauffällig.
- o Blutbild: meist normochrome Anämie. Retikulozytose bis 400 000/µl (oder 500‰).
  Schistozyten, besonders zerrissene Poikilozyten, Helmzellen, Anisozyten, Polychromasie, basophile Tüpfelung.
  Sphärozyten und Leukozytose bei der kongenitalen Kugelzellanämie.
- o Differentialdiagnose: Die *basophile Punktierung* der Erythrozyten bei Blei- und anderen Intoxikationen, bei schweren regeneratorischen Anämien und Tumoren findet sich leichter im Knochenmark als im Blut.
  Heinz-Innenkörper (Spezialfärbung mit Nilblausulfat) können in den Erythrozyten nach Sulfonamidgabe, ionisierender Bestrahlung, Phenylhydrazin u. a. häufiger im Blut als im Knochenmark auftreten. Heinz-Körper-Anämien werden hervorgerufen durch instabile Hämoglobine oder durch Enzymopa-

---

[1] Wie alle folgenden die Werte unseres Krankengutes
[2] Alle Mitoseindizes haben große Streubreiten und sollten nur zur groben Orientierung dienen

thien, und verändern das Knochenmarkbild außerhalb der hämolytischen Schübe nicht.

Akanthozyten sind von Stechapfel-Erythrozyten – durch schlechte Ausstrichtechnik (im hyperosmolaren Milieu) entstanden – durch die schmaleren Fortsätze und Übergangsformen zu den eingestreuten normal konfigurierten Erythrozyten zu unterscheiden (Akanthose findet sich bei einer β-Lipoproteinämie mit Retinapigmentation, Kleinhirndysfunktion und intermittierender Steatorrhö).

Sehr, sehr schmale stabförmige *Elliptozyten* der dominanten Elliptozytose unterscheiden sich von den häufigeren *Ovalozyten* (ohne Krankheitswert) durch ihren noch kleineren Querdurchmesser.

Die Diagnose der *Sichelzellanämie* (Drepanazytose) wird durch das Sichelzellphänomen unter O_2-Mangel und den Nachweis des S-Hb gestellt.

Stomatozyten sind sehr selten.

5.1.1 Mittelmeeranämie der Erwachsenen (Thalassaemia minor)

o Im Knochenmark Hyperplasie der Erythrozytopoese, besonders viele polychromatische Erythroblasten, Mitosen nicht vermehrt, aber Anaphasen, Telophasen und Rekonstruktionsphasen relativ vermehrt. Reichlich Sideromakrophagen, auch wenn der Eisenspiegel im Blut erniedrigt ist. Die Promyelozyten sind stark vermehrt (Astaldi et al. 1951).

o Im Blutbild sehr erniedrigter Hb_E bei gelegentlich erhöhtem Erythrozytengehalt. Keine Retikulozytose.
Targetzellen, Schistozyten, Fragmentozyten, Poikilozyten, Mikroerythrozyten, Erythroblasten.
Elektrophoretischer Nachweis des Hb_F oder Hb_{A_2}.

Cave: Passagere Knochenmark-Aplasie (Owren) oder nur eine aregeneratorische, erythroblastopenische Krise mit Gigantoblasten (mehrkernige Riesenerythroblasten) (Gasser 1960) kommen als seltene Komplikation vor (s. 5.6.1).

5.2 Angeregte Erythrozytopoese bei hypochromer, mikrozytärer Anämie (D 2)

Chronische Blutungsanämie (auch bei hämorrhagischer Diathese) oder Eisenmangelanämie anderer Genese (Resorptionsstörung, Infekt, Gravidität, alimentär).

o Knochenmarkpunktat: sedimentiert im Röhrchen.
o Knochenmarkausstriche: zellreich.
● Retikulum: Histiozyten vermehrt (im Mittel auf 49‰), Lymphozyten und Plasmazellen nicht vermehrt.
o $\frac{G}{E}$ Index: in Abhängigkeit von der Schwere der Anämie auf unter 2 (0,7–2,0) erniedrigt.
● Granulozytopoese: unauffällig bis auf das gelegentliche Vorkommen von Riesenmetamyelozyten, Riesenstabkernigen und Hypersegmentierten.
● Erythrozytopoese: mäßig linksverschoben, nur bei schwersten Anämien, z. B. Chlorose, stärker. Die Proerythroblasten und basophilen Erythroblasten sind

vermehrt (im Durchschnitt von 20% auf 33%). Außerdem besteht eine Rechtsverschiebung, da die oxyphilen und reifen Erythroblasten vermehrt sind. Viele Mikroerythroblasten mit oxyphilem Zytoplasma entsprechen den Mikrozyten im Blut.
Keine Megaloblasten.
Mitosen vermehrt, besonders bei polychromatischen und oxyphilen Erythroblasten (mittlerer roter Mitoseindex 21,6‰).
o Berliner-Blau-Reaktion: als entscheidende Bestätigung keine Eisenspeicherung im Retikulum, keine Sideroblasten oder -zyten. Besteht eine Eisenspeicherung bei Eisenmangelanämie, aber ohne Sideroblasten und bei erniedrigtem Serumeisen, so spricht das für Anämie bei chronischem Infekt oder Tumor.

Cave: Nach Beginn einer Eisenbehandlung finden sich freie Eisenkugeln zwischen den Zellen.

- Thrombozytopoese: unauffällig, außer bei chronischer Blutungsanämie infolge Thrombozytopenie (s. 5.17).
o Blutbild: hypochrome, mikrozytäre Anämie.
Anulozyten, Leptozyten.
o Differentialdiagnose: gegen hämolytische Anämie aus dem Knochenmarkpunktat nicht immer möglich. Hier helfen die Berliner-Blau-Reaktion, der Blutausstrich und die Retikulozytenzählung. Die Retikulozyten sind bei der Eisenmangelanämie nur nach Beginn der Eisenbehandlung oder kurz nach großem Blutverlust vermehrt.

Cave: Schwangerschaftsanämie beruht oft nur auf Hydratation.

5.3 *Angeregte Erythrozytopoese bei Sideroachresie (D 13)*

Genuine oder sekundäre sideroblastische Anämie
o Knochenmarkpunktat: sedimentiert im Röhrchen.
o Knochenmarkausstriche: mittlere bis vermehrte Zelldichte.
- Retikulumzellen: nicht vermehrt.
o $\frac{G}{E}$ Index: meist erniedrigt, im Mittel 2,8 (0,4–10,0) (Verlaufskontrollen bei einem Patienten schwankten zwischen 1,5 und 10,0, bei einem anderen zwischen 0,4 und 3,6).
- Granulozytopoese: stark linksverschoben.
Myeloblasten besonders vermehrt, dafür ihr Mitoseindex besonders niedrig (11‰ statt normal 40‰).
Neutrophile Segmentkernige sind stark vermindert.
Mitosen insgesamt normal vertreten (mittlerer weißer Mitoseindex 13,5‰).
- Erythrozytopoese: stark linksverschoben, aber auch oxyphile und reife Erythroblasten vermehrt.
Megaloblastoide kommen vor.
Mitosen nur entsprechend der Linksverschiebung vermehrt, die Mitoseindizes der einzelnen erythropoetischen Reifeklassen sind normal (mittlerer roter Mitoseindex 28,5‰).
- PAS positive Erythroblasten nicht vermehrt.

- Berliner-Blau-Reaktion als entscheidender Befund: sehr reichlich Eisenspeicherung, viele Ringsideroblasten, das sind Sideroblasten mit einem Ring blauer Körnchen um den Kern, viele Sideroblasten, viele Siderozyten.
- Thrombozytopoese: unauffällig.
- Blutbild: meist normochrome Anämie, wenige Retikulozyten, toxische Granulation der Segmentkernigen.

Cave: Vorbehandlung mit Eisen läßt reichlich blaue Kügelchen zwischen den Zellen erscheinen, auch etwas vermehrt Sideroblasten.
Ringsideroblasten kommen in wesentlich geringerer Zahl bei der Thalassaemia major (nicht minor), bei Bleiintoxikation, bei akuter Erythrämie, bei Hämoglobinopathien, bei Alkoholismus, bei Osteomyelofibrose, bei Hämochromatose, selten auch bei Infektionen und hämatopoetischen Systemerkrankungen vor.
Bei gehäuften Atypien und Polyploidie der Erythroblasten muß eine Erythrämie diskutiert werden (s. 5.15)

5.4 Megalozytopoese (D 3)

Dekompensierte perniziöse Anämie, agastrische Anämien, Malabsorption und andere symptomatische B_{12}- oder Folsäure-Mangelzustände wie chronische Lebererkrankungen, Graviditätsperniziosa, Fischbandwurmbefall, Hydantoin-Behandlung, hämatopoetische Systemerkrankungen.
Die Knochenmarkpunktation zeichnet sich durch geringen Knochenwiderstand aus.
- Knochenmarkpunktat: sedimentiert im Röhrchen.
- Knochenmarkausstriche: zellreich, fettarm.
- Retikulum: Histiozyten, Hämozytoblasten, Proerythroblasten und Promegaloblasten mehr oder weniger reichlich. Wenige Lymphozyten und wenige Plasmazellen, außer bei hepatogener Anämie.
- $\frac{G}{E}$ Index: stark erniedrigt, im Mittel 1,0 (0,5–2,8).
- Granulozytopoese: vermindert. Reichlich Riesenmetamyelozyten und Riesenstäbe.
Mitosen besonders bei den Myelozyten reichlich, aber im Ganzen normal häufig.
- Erythrozytopoese: Je nach Schwere der Anämie ist sie mehr oder minder pathologisch umgewandelt und linksverschoben: Der Anteil der Megaloblasten und der Megaloblastoiden in der Erythrozytopoese ist
etwa 40% bei 3 Mill. Erythrozyten/µl Blut,
etwa 75% bei 1 Mill. Erythrozyten/µl Blut.
Nicht nur der Anteil an Megaloblasten und die Linksverschiebung der Erythrozytopoese nehmen zu, auch die Hämozytoblasten und Histiozyten.
Bei 3 Mill. Erythrozyten/µl Blut sind noch viele Proerythroblasten vorhanden und wenige Promegaloblasten. Zuerst werden die späteren Reigungsstufen Megaloblasten (s. 3.3.32). Am leichtesten sind die polychromatischen Megaloblasten von den polychromatischen normalen Erythroblasten zu unterscheiden, da ihre Kerne noch sehr groß und getigert strukturiert sind und die Zellgröße mehr als das Doppelte der normalen polychromatischen Erythroblasten beträgt.

Kernabsprengungen sind typisch für Megaloblasten. Sehr viele Mitosen aller Reifeklassen, auch der polychromatischen und oxyphilen Megaloblasten kommen vor (mittlerer roter Mitoseindex 28,5‰).
o Berliner-Blau-Reaktion: viel Eisenspeicherung und mäßig viele Sideroblasten und Siderozyten.
• Thrombozytopoese: Megakaryozyten reichlich und hypersegmentiert.
o Blutbild: hyperchrome Anämie mit Megalozyten, Makrozyten, Polychromasie; hypersegmentierte Granulozyten.
Leukopenie mit relativer Lymphozytose, Thrombopenie.
aLP-Index erniedrigt.

Cave: Schon einen Tag nach einer B_{12}-Injektion findet man kaum noch Megaloblasten, am dritten Tag sind auch die Megaloblastoiden fast verschwunden.
Bei den geringgradigen perniziösen Anämien ist wegen der nur mäßigen megaloblastischen Umwandlung der Erythrozytopoese das Auffinden von Riesenstäben, Riesenmetamyelozyten und von übersegmentierten Megakaryozyten ein willkommener Hinweis auf das Vorliegen eines Vitamin B_{12}-Mangels.
o Differentialdiagnose: Hypersegmentierte und Riesenstäbe kommen auch bei Eisenmangel, Tuberkulose, Lepra und Strahlenschäden vor.

5.5 *Nephrogene Anämie (D 5)*

Bei chronischen Nierenkrankheiten wird zwischen Infektanämie bei Pyelonephritis (s. 5.7), hämolytischen Anämien (s. 5.1) und Anämien nur bei renaler Insuffizienz (Harnstoff, Rest-N, Kreatinin seit längerer Zeit erhöht) unterschieden. Chronische Nierenerkrankungen gehen mit einer Produktionsstörung von Erythropoetin einher. Dadurch ist der positive Rückkopplungsmechanismus der Regulation bei erhöhtem Erythrozytenverbrauch durch Mikrohämaturie, bei Infekt oder bei Hämolyse gestört.
Hier wird der Knochenmarkbefund bei renaler Anämie und chronischer Niereninsuffizienz geschildert:
o Knochenmarkpunktat: sedimentiert im Röhrchen.
o Knochenmarkausstriche: zellreich.
• Retikulum: Histiozyten vermehrt (im Mittel auf 34‰).
• Lymphozyten: vermehrt (im Mittel auf 23‰).
o $\frac{G}{E}$ Index: im Mittel etwa normal 2,7 (1–5), es fehlt also eine der Anämie entsprechende Steigerung der Erythrozytopoese.
• Granulozytopoese: unauffällig, bei Pyelonephritis vermehrt und toxisch granuliert.
• Erythrozytopoese: Differentialverteilung normal.
Einige Megaloblasten kommen häufig vor.
Mitosen normal häufig (mittlerer roter Mitoseindex 15,5‰).
o Berliner-Blau-Reaktion: normale Eisenspeicherung.
• Thrombozytopoese: unauffällig.
o Blutbild: Die Anämie ist meistens normochron mit einem Hb von 9–10 g%.

Burr-Zellen und Helm-Zellen sind kleiner und unregelmäßiger geformt als Stechapfelformen. Sie kommen vor bei Urämie, Karzinom, Infektionskrankheiten und nach Splenektomie. Pyknozyten sind stark gefärbte Burr-Zellen und kommen bei Neugeborenen, insbesondere mit schwerer hämolytischer Anämie vor.

o Differentialdiagnose: Die *Eiweißmangel-Anämie* bis zum *Kwaschiorkor* verursacht keine typischen morphologischen Veränderungen im Knochenmark, sie kann hypozellulär sein mit erhöhtem $\frac{G}{E}$ Index (Ghitis u. Vitale 1963). In der Auffütterungsphase der Kinder verschlechtert sich die Anämie für zwei Wochen (Finch 1968), während die Erythrozytopoese im Knochenmark hyperplastisch wird.

5.6 Aplastische und hypoplastische Anämien

5.6.1 *Isolierte Erythroblastopenie* [*Erythroblastophthise, PRCA (pure red cell anaemia)*] kommt angeboren als *Typ Blackfan-Diamond*, erworben beim Thymom oder selten im Beginn einer Leukämie (Rubinstein 1968), toxisch oder allergisch bedingt besonders bei hämolytischen Anämien (s. 5.1) vor (Böttcher et al. 1970; Gasser 1960).

● Im Knochenmark finden sich neben einer Vermehrung der Knochenmarklymphozyten wegen der isolierten Schädigung der Erythrozytopoese ein stark erhöhter $\frac{G}{E}$ Index und den Megakaryozyten ähnliche polyploide Gigantoblasten mit Zytopasmavakuolen am Golgi-Apparat.

Bei den akuten transitorischen Formen = *Owren-Syndrom* erfolgt die Regeneration der Erythrozytopoese innerhalb von zwei Wochen (s. 5.1.1, 5.6.3).

o Im Blutbild: normochrome, therapieresistente Anämie, Fehlende oder verminderte Retikulozyten.

5.6.2 *Hypoplastische Anämien* sind die wenigen Anämien mit Verminderung der Erythroblasten im Knochenmark durch Intoxikationen, bei Schilddrüsenerkrankungen u. a., sekundär bei akuten Leukämien, Plasmozytomen und malignen Lymphomen, Stad. IV.

o Im Knochenmark kommen Vakuolisierung des Zytoplasmas von Proerythroblasten, basophilen Erythroblasten, Myeloblasten und Promyelozyten mit ein bis mehreren 1–3 μm großen Vakuolen nach hochdosierter Chloramphenicol-Therapie, besonders bei Virusinfektionen, schwersten Alkoholintoxikationen, bei Leberinsuffizienz, bei hochgradigen Anämien, z. B. auch bei Myeloblasten-Leukämien vor (Weingärtner 1973).

o Blutbild: Die Anämie ist meist normochrom. Retikulozytopenie. Meistens besteht auch eine Leukopenie und Thrombopenie.

5.6.3 *Panmyelophthise.* Idiopathisch, toxisch, zytostatisch oder allergisch bedingt.

o Das Knochenmark kann vorwiegend aus Fettgewebe und Retikulum bestehen. Die Schädigung der Proliferation stellt sich je nach dem zeitlichen Abstand vom Absetzen der Noxe unterschiedlich dar:

- Die Granulozytopoese und die Megakaryozytopoese regenerieren zuerst, die Erythrozytopoese erst nach Vermehrung der Hämozytoblasten, der großen Retikulumzellen und der polyploiden Gigantoblasten, später der Proerythroblasten und basophilen Erythroblasten. Erst dann treten polychromatische Erythroblasten auf, zuletzt die Retikulozytenkrise im Blut (Makryocostas u. Kurkumeli 1958; Gasser 1960).
- Blutbild: *Panzytopenie* = alle drei Zellarten einschließlich der Retikulozyten (absolut unter 50 000/µl) sind stark vermindert.

Cave: Lokale Panmyelophthise ist nach Röntgentiefentherapie des punktierten Knochens obligatorisch und läßt Blutbildveränderungen meist vermissen (evtl. Lymphopenie).

5.6.4 *Panmyelopathie = Knochenmarkinsuffizienz* (im englischen Schrifttum: aplastische Anämie). Durch Medikamentenintoxikation, Strahleneinwirkung, endokrin oder genuin (Fanconi-Syndrom der Kinder), auch bei Anorexia nervosa (Lampert 1970)

- Im Knochenmark: viel Fett, viele Erythrozyten, gelegentlich hyaline Substanzen. Alle hämatopoetischen Zellen sind mehr oder weniger vermindert, meist alle Reihen linksverschoben.
- $\frac{G}{E}$ Index: auf unter 1 (0,1–0,7) erniedrigt;
  oder: zellreich durch hyperplastische, linksverschobene Erythrozytopoese als Ausdruck der Ineffektivität, mittlerer roter Mitoseindex erhöht auf 26‰, evtl. auch bei der Granulozytopoese Linksverschiebung und Mitosevermehrung;
  oder: mit Vermehrung der großen oder der kleinen Retikulumzellen.
- Differentialdiagnose: smouldering leukemia (s. 5.21.5).
  Maligne Lymphome (s. 5.23).
- Blutbild: mäßige Verminderung aller drei Blutzellarten = *Panzytopenie;* Erythrozyten unter 3 Mill., Leukozyten unter 3000, Granulozyten unter 1000, Thrombozyten unter 100 000/µl. Im Ausstrich relative Lymphozytose, gelegentlich Linksverschiebung.

5.6.5 *Kongenitale dyserythropoetische Anämie.* Die seltene hereditäre Erkrankung hat einen protrahierten Verlauf, beginnend in frühester Kindheit und führt meist zum vorzeitigen Tode.

- Knochenmarkpunktat: sedimentiert im Röhrchen.
- Knochenmarkausstriche: zellreich, fettarm.
- Retikulum: Histiozyten etwas vermehrt, häufig Erythroblasten, nackte Kerne und Erythrozyten phagozytierend.
  Gaucher-Zellen oder seeblaue Histiozyten kommen gelegentlich vor.
- $\frac{G}{E}$ Index: unter 1.
- Granulozytopoese: unauffällig.
  Weißer Mitoseindex erniedrigt (im Mittel auf 8,2‰).
- Erythrozytopoese: vermehrt und linksverschoben, Kern-Plasma-Reifungsdissoziation. Als Zeichen der Ineffektivität Megaloblastoide und andere erythrozytopoetische Zellatypien wie Zytoplasmaeinschlüsse, basophile Punktierung und

Kernatypien wie Karyolyse, Karyorhexis, Zwei- und Mehrkernige (im Mittel 47‰) häufig. Außerdem finden sich beim:
- Typ I Kernchromatinbrücken zwischen zwei Erythroblasten,
- Typ II Doppelkerne gehäuft und
- Typ III mehrkernige Gigantoblasten.

Roter Mitoseindex erhöht (bei drei Fällen im Mittel 36‰).
PAS positive Erythroblasten nicht vermehrt.
o Berliner-Blau-Reaktion: vermehrte Eisenphagozytose, Ringsideroblasten kommen vereinzelt vor.
o Phasenkontrast: Die pathologischen Erythroblasten zeichnen sich in vitro durch die Starre der getigerten Kerne und die Einschlüsse im Zytoplasma aus.
● Thrombozytopoese: unauffällig.
o Blutbild: Anämie mit Erythroblasten, erheblicher Poikilozytose, Cabot-Ringen, basophiler Tüpfelung im Ausstrich.

5.7 *Granulozytopoese bei entzündlichen Leukozytosen (D17 und D11)*

Bei allen entzündlichen und bakteriellen Erkrankungen, nicht bei Virusinfekten (s. Differentialdiagnose: 5.20.1).
o Knochenmarkpunktat: sedimentiert meistens im Röhrchen.
o Knochenmarkausstriche: zellreich, fettarm.
● Retikulum: Bei *akutem* Infekt Histiozyten, Lymphozyten und Plasmazellen vermindert.
Bei *chronischem* Infekt Lymphozyten und Plasmazellen vermehrt.
Bei *rheumatischen Prozessen* können sich Granulationsknötchen und nekrotische Bezirke finden, in denen viele atypische und speichernde Histiozyten, auch Epitheloidzellen, vorkommen.
o $\frac{G}{E}$ Index: im Mittel 4,0 (2,3–8,1).
● Granulozytopoese:
Akuter Infekt: Je nach dem Stadium, das von Tag zu Tag wechseln kann, kommen alle Übergänge von Verminderung der Segmentkernigen bis zur Vermehrung der Myelozyten und Promyelozyten vor. Oft fällt die braunrote toxische Granulation von den Myelozyten bis zu den Segmentkernigen auf. Mitosen sind, je nach Stadium wechselnd, vermehrt.
Chronischer Infekt: Die Promyelozyten sind kleiner als normal und zahlenmäßig relativ vermindert, Myelozyten und Metamyelozyten vermehrt, reife Granulozyten vermindert. Der Mitoseindex ist bei Promyelozyten und Myelozyten erhöht entsprechend der verminderten ruhenden Population, bei Myeloblasten hingegen erniedrigt. Insgesamt ist der Mitoseindex etwas erhöht (mittlerer weißer Mitoseindex 15,6‰).
Peroxydase- und PAS-Reaktion gut positiv, aber nicht verstärkt.
● Erythrozytopoese: normal oder Zeichen der Eisenmangelanämie (s. 5.2).
Bei chronischem Infekt ist die Eisenspeicherung vermehrt, die Sideroblasten und Siderozyten sind stark vermindert.
● Thrombozytopoese: unauffällig.
o Blutbild: Leukozytose, Linksverschiebung, toxische Granulation.
Neutrophilie nur im Anfang des akuten Infektes.

Alkalischer Phosphatase-Index erhöht.
Döhle-Körper bei Scharlach, Sepsis oder Pneumonie.
Eosinopenie bei Typhus abdominalis.
Makrophagen (= phagozytierende Monozyten) bei subakuter bakterieller Endokarditis, bei Typhus abdominalis, Tuberkulose, Parasiten, Hämolyse, Leukämie, Karzinom u. a.
Pseudo-Pelger-Zellen und bis zu 50% Stabkernige bei Salmonellosen (Heckner 1948).
o Differentialdiagnose: beginnende chronische myeolische Leukämie, dabei im Blutausstrich aber alkalischer Phosphatase-Index erniedrigt (s. 5.11), Leberzirrhose verursacht eine Granulozytose mit Knochenmarkbefund wie bei akutem Infekt (s. 5.9.2), bei Karzinomen kommen Knochenmarkbefunde wie bei chronischem Infekt vor: sog. sekundäre Tumorzeichen (s. 5.25).

Cave: Leukozytose auch bei Muskelarbeit, Streß, Glukokortikoiden, Adrenalin u. a. lediglich durch Verschiebung der Granulozyten aus dem Randspeicher in den zirkulierenden Blutspeicher.

5.8 *Agranulozytose und Neutropenie*

5.8.1   *Agranulozytose.* Hierbei verändert sich das Knochenmark abhängig vom Ausmaß der Granulozytopoese-Schädigung und vom Stadium der Regeneration, also von der Zeit, die nach Beendigung der Einwirkung der Noxe verflossen ist.
o Die Knochenmarkausstriche können sehr zellarm sein, nur die Histiozyten, Lymphozyten, Plasmazellen, Erythroblasten und Megakaryozyten sind gut vertreten. Sie können jedoch auch sehr zellreich – hyperplastisch – sein durch starke Vermehrung der Promyelozyten.
o $\frac{G}{E}$ Index: bis unter 0,1 erniedrigt.
• 1. Erfolgt keine Erholung der Granulozytopoese, kommt es zu einer deutlichen Vermehrung der Retikulum- und Plasmazellen. Einmal sahen wir dabei sogar einen Mitoseindex der Plasmazellen von 50‰ (statt < 1‰) (infauste Prognose).
• 2. Kommt es zu einer Erholung der Granulozytopoese oder ist die Schädigung zum Zeitpunkt der Punktion nicht so weitgehend, findet sich im zellreichen Knochenmark ein mehr oder weniger erniedrigter oder ein erhöhter $\frac{G}{E}$ Index (0,1–12 bei neun Fällen). Bei stark erniedrigtem $\frac{G}{E}$ Index finden sich in der Granulozytopoese vorwiegend Myeloblasten. Bei etwa normalem $\frac{G}{E}$ Index sind die Promyelozyten stark vermehrt. Bei etwas erhöhtem $\frac{G}{E}$ Index sind die Myelozyten und Metamyelozyten ebenfalls relativ vermehrt (Abb. 4).
Neben der Differentialteilung ist die Höhe des weißen Mitoseindex und die Reifungsstufe, in der die Mitosen vorkommen, ein guter Hinweis auf die Reparation der Schädigung. (Die Erholung erfolgt durch Absetzen der

Noxe ohne Verabfolgung von Prednisolon außer bei Autoimmunerkrankung.)
3. Während der reaktiven Leukozytose im Blut – ein bis drei Wochen nach Beendigung der Intoxikation – ist das Knochenmark sehr zellreich mit einer fast normalen Differentialverteilung der Granulozytopoese und einem niedrigen weißen Mitoseindex. Eine relative Verminderung der Promyelozyten zeigt, daß die ruhende Population noch nicht wieder voll aufgebaut ist.

o Blutbild:
a) Leukozyten unter 2000/µl mit Neutropenie bis auf 0% = *myeloische Insuffizienz*.
b) 5–25 Tage nach Absetzen des leukotoxischen Medikamentes kommt es zum Ansteigen der Leukozytenzahl mit
c) nachfolgender transitorischer Leukozytose bis über 30 000/µl.

Während der leukopenischen Phase sind die Monozyten nicht relativ, aber die Lymphozyten bis über 90% vermehrt.

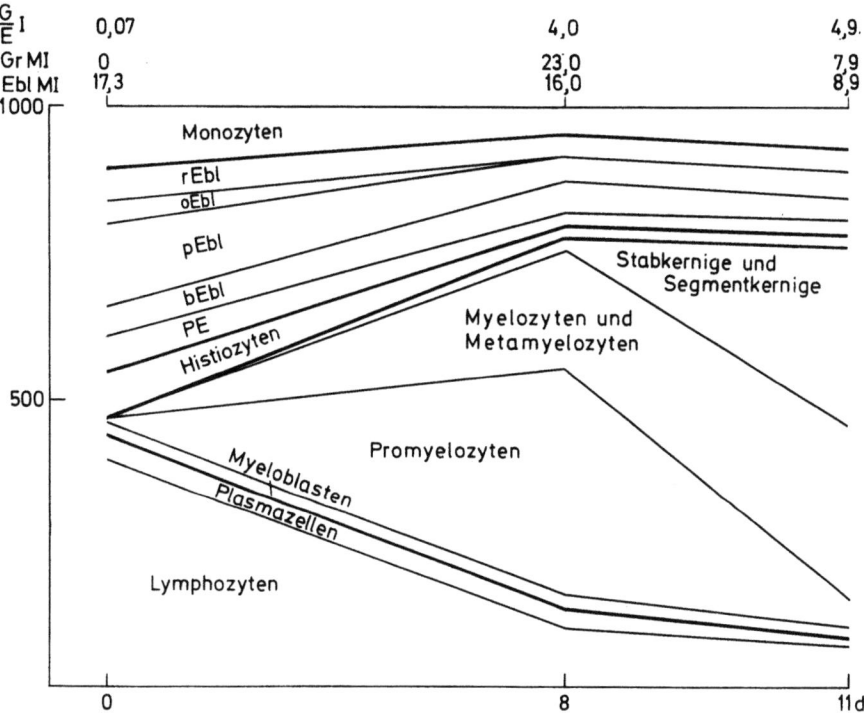

Abb. 4. Verlauf der Differentialverteilung im Knochenmark bei einer Agranulozytose nach Absetzen von Phenothiazin. Auf der *Ordinate* sind die Zellzahlen additiv aufgetragen, auf der *Abszisse* die Zeit in Tagen. rEbl bis PE = Erythroblasten (3.3.27–3.3.31, S. 30).

Der $\frac{G}{E}$ Index und die Mitoseindizes sind oben aufgetragen. Die Zelldichte der Ausstriche, die am ersten Tag viel geringer war, mußte unberücksichtigt bleiben.

5.8.2 Chronische Neutropenie

5.8.2.1 *Autoimmun-Neutropenie* durch verkürzte Granulozyten-Lebensdauer, gekoppelt mit anderen Autoimmun-Erkrankungen (Urtikaria, u. a.), sehr selten.
- o Knochenmarkpunktat: sedimentiert im Röhrchen.
- o Knochenmarkausstriche: zellreich, fettarm.
- • Retikulum: Lymphozyten deutlich vermehrt.
- o $\frac{G}{E}$ Index: 4.
- • Granulozytopoese: vermehrt und linksverschoben mit besonders kleinen Myelozyten. (Wir konnten in einem Fall eine sukzessive mitotische Generation mehr nachweisen.)
  Weißer Mitoseindex erhöht.
- • Erythro- und Thrombopoese: unauffällig.
- o Blutbild: Neutropenie.

Cave: Lupus erythematodes visceralis geht häufig auch mit Leukozytose einher.

5.8.2.2 *Hereditäre Neutropenie.* In der Granulozytopoese des Knochenmarkes läßt sich eine Reifungsstörung der Metamyelozyten zu den Stabkernigen durch extreme Linksverschiebung nachweisen.

5.8.2.3 *Erworbene Neutropenie.* Besonders bei chronischen Infekten wie Tuberkulose, Lues, Osteomyelitis, bei Aethiocholanolon-Fieber u. a., jetzt seltener durch die antibiotische Therapie.
- o Das Knochenmark ähnelt dem bei Infekt-Leukozytose (s. 5.7) oder zeigt eine reaktive Monozytose (s. 5.20.1).
- o Im Blut unter 2000 Segmentkernige/µl.

Cave: Hypersplenismus oder splenogene Markhemmung (s. 5.9).

5.8.3 *Zyklische Neutropenie.* Am Anfang der maximalen Granulozytopenie im Blut zeigt sich im Knochenmark eine Verminderung aller Zellen der granulopoetischen Reihe. Während der maximalen Granulozytopenie im Blut entsteht nach einer extremen Verminderung der Segmentkernigen im Knochenmark eine starke Linksverschiebung mit Vermehrung der teilungsfähigen Vorstufen und vielen Mitosen. Während der Remission im Blut sind im Knochenmark ebenfalls alle Vorstufen vermehrt. Erst am Ende der Remission tritt eine starke Rechtsverschiebung mit relativer Verminderung der teilungsfähigen Vorstufen der Granulozytopoese auf (Meuret u. Fliedner 1969).
Im Blutbild wechselt die Granulozytopenie bei rel. Monozytose mit Phasen unauffälliger Differentialverteilung etwa in monatlichem Rhythmus.

- o *Pathogenese:* Rhythmische Schwankungen der Neutrophilen-Produktion im Knochenmark durch Störung des Regelsystems, vermutlich durch eine erhöhte Reizschwelle mit Kippmechanismus.

5.8.4 *Hämorrhagische Aleukie* liegt vor, wenn neben der Granulozytopoese die Thrombozytopoese geschädigt ist.

5.9 Neutropenie = Granulozytopenie bei Splenomegalie (D 10 und D 12)

5.9.1 Pseudo-Neutropenie bei splenogener Markhemmung

Bei allen Milztumoren möglich, am reinsten bei isolierter Milzvenenthrombose, am häufigsten sekundär bei Leberzirrhose.

o Pathogenese: Bei Splenomegalie nimmt die Menge der Milzsinus, entsprechend der marginale Granulozyten-Blutspeicher zu. Dadurch vermindert sich die Abgabe von Granulozyten aus der Knochenmarkreserve: die granulozytopoetische Reihe wird rechtsverschoben. Eine Rückkopplung durch erhöhte Konzentration von Granulozyten-Chalon vermindert die Zellverdopplung im Proliferationsspeicher, der weiße Mitoseindex sinkt.
o Knochenmarkpunktat: schwebt oder schwimmt im Röhrchen.
o Knochenmarkausstriche: zellarm bis mäßig zellreich.
• Retikulum: Lymphozyten und Plasmazellen vermehrt.
o $\frac{G}{E}$ Index: etwa normal, im Mittel 2,4 (0,5–5,1).
• Granulozytopoese: rechtsverschoben.
Weißer Mitoseindex vermindert auf (im Mittel) 8,6‰.
• Erythrozytopoese: vermehrt, linksverschoben.
Roter Mitoseindex vermindert auf (im Mittel) 11,1‰.
• Thrombozytopoese: unauffällig.
o Blutbild: Panzytopenie mit normochromer Anämie, Leukopenie, relativer Lymphozytose, Thrombopenie. Bei funktionellem Ausfall der Milz kommen ebenso wie nach Splenektomie Howell-Jolly-Körperchen in den Erythrozyten vor.
o Differentialdiagnose: M. Felty bei PCP hat lediglich eine Granulozytopenie und einen Milztumor.

5.9.2 Neutropenie bei Hypersplenismus

Pathogenese

Phagozytieren die Milzhistiozyten vermehrt nicht nur Erythrozyten (hämolytische splenogene Anämie) und Thrombozyten (splenogene Thrombopenie), sondern auch Granulozyten, kommt es zum Hypersplenismus: aus der scheinbaren Granulozytopenie mit erhöhtem Randspeicher wird eine echte. Die Knochenmarkreserve wird aufgebraucht, der Proliferationsspeicher durch Senkung des Chalonspiegels angeregt, der weiße Mitoseindex steigt stark an (Boll 1978).
o Knochenmarkpunktat: sedimentiert im Röhrchen.
o Knochenmarkausstriche: mittel bis zellreich, fettarm.
• Retikulum: Lymphozyten meist vermehrt wie bei Lebererkrankungen auch.
o $\frac{G}{E}$ Index: im Mittel 2,2.
• Granulozytopoese: linksverschoben, oft Promozyten vermehrt. Mittlerer weißer Mitoseindex 30,7‰.
• Erythrozytopoese: wechselnd verschoben.
Mittlerer roter Mitoseindex 23,6‰.
• Thrombozytopoese: rechtsverschoben oder vermehrt (Ross 1976).
o Blutbild: zeigt eine Anämie und Thrombopenie.

Cave: Abgrenzung gegen die Veränderungen bei Leberinsuffizienz ist schwer, die mit Anämie, Leukozytose, oft auch Monozytose und Thrombopenie einhergeht. Im Knochenmark ist bei Lebererkrankungen die Vermehrung von Lymphozyten und Plasmazellen auffällig und die Vermehrung aller Mitosen.

5.10 Pathologische Leukozytopoese

5.10.1 Pelger-Huetsche Kernanomalie (heterozygot)

- Im Knochenmark: wenig strukturierte, fast runde Myelozytenkerne. Auch die Monozyten haben verklumpte Kerne.
- Im Blutbild: Die neutrophilen Segmentkernigen sind wie die eosinophilen nur zweisegmentiert und haben ebenso wie die Stabkernigen besonders dichte, schollige, strukturarme Kerne.

Cave: Linksverschiebung im Blut.

- Differentialdiagnose: Pseudo-Pelger-Zellen sind bei allen Leukämien, besonders in Remission, bei Benzol-Intoxikationen, Mongoloismus und toxisch granuliert bei Enteristis (Heckner 1948) möglich.

5.10.2 Aldersche Granulationsanomalie der Leukozyten

- Im Knochenmark: grobe, basophile Granulation aller granulozytopoetischen Vorstufen (auch ohne Blutbildveränderungen möglich).
- Im Blutbild: grobe, basophile Granulation der Neutrophilen, Eosinophilen, Basophilen und auch in einigen Monozyten, Lymphozyten, Plasmazellen.

Cave: toxische Granulation.

5.10.3 Chediak-Steinbrinck-Leukozytenanomalie

- Im Knochenmark: Alle Zellen der granulozytären Reihe können Lysosomen von 1–4 µm Durchmesser enthalten, außerdem kommen Vakuolen und azidophile Einschlußkörper im Zytoplasma und deformierte Kerne der granulozytopoetischen Vorstufen vor (Borsai et al. 1969; Blume et al. 1968).
- Im Blutbild: graue, Peroxydase positive Riesengranula in Neutrophilen, Eosinophilen, Basophilen, Monozyten, Lymphozyten.

5.10.4 May-Hegglins Leukozytenanomalie

Mit Thrombozytopenie und hämorrhagischer Diathese vergesellschaftet.
- Im Knochenmark: basophile Einschlußkörper in den Myelozyten und mangelhafte Fragmentierung der Megakaryozyten.
- Im Blutbild: zartblaue, stabförmige, zarte Einschlüsse im Zytoplasma aller Leukozyten. Riesen-Thrombozyten neben normalen und kleinen.

Cave: Döhle-Körperchen in den Neutrophilen bei Infektionskrankheiten (Pneumonie, Sepsis, Scharlach).

5.10.5   *Erbliche Vakuolisierung der Leukozyten*
(der Segmentkernigen und Monozyten)
Bei Dystrophia musculorum progressiva, Typ ERB.

5.10.6   *Erbliche Vakuolisierung der Lymphozyten*
Homozygot bei amaurotischer Idiotie.

5.11   Chronische myeloische Leukämie (CML) (D 20)

- ○ Knochenmarkpunktat: sedimentiert im Röhrchen.
- ○ Knochenmarkausstriche: sehr zellreich, fettarm.
- ● Retikulum: Histiozyten, Lymphozyten und Plasmazellen vermindert. Gaucher-Zellen (Albrecht 1966) sowie seeblaue Histiozyten kommen besonders bei langen Verläufen vor. Sie geben eine positive PAS-, Berliner-Blau-, α-NA-Esterase-, alkalische und saure Phosphatase-Reaktion.
- ○ $\frac{G}{E}$ Index: meist auf über 10 (3,9–53,5) erhöht.
- ● Granulozytopoese: Differentialverteilung unauffällig, nur die Myeloblasten sind meist bis auf das Doppelte vermehrt, seltener die Promyelozyten. Eine weitere Zunahme der Myeloblasten ist prognostisch ungünstig, ebenso die Vermehrung von basophilen Myelozyten und von Promonozyten. Mittlerer weißer Mitoseindex erniedrigt auf 10,9‰.
- ● Erythrozytopoese: normal verteilt, mit gering vermehrten oxyphilen Erythroblasten.
  Mittlerer roter Mitoseindex erhöht auf 27,0‰, besonders durch Mitosen bei den oxyphilen Erythroblasten.
- ● Thrombozytopoese: Überwiegend kleine mononukleäre Megakaryozyten mit erniedrigter Polyploidiestufe (Trautmann 1961; Franzén et al. 1961) = Mikrokaryozyten sind manchmal nur so groß wie Promyelozyten, aber mit azidophilem, typisch gefeldertem Zytoplasma. Sie sind charakteristisch für CML, normalgroße und übersegmentierte Megakaryozyten kommen aber auch reichlich vor.
- ○ Blutbild: hohe Leukozytose (Pipetten-Verdünnung oft wie für Erythrozytenzählung erforderlich).
  Linksverschiebung bis zu Promyelozyten.
  Sind nur Segmentkernige vermehrt = *Neutrophilen-Leukämie,* ist es prognostisch günstig.
  Auftreten von Myeloblasten oder von basophilen Segmentkernigen prognostisch ungünstig.
  Alkalischer Leukozytenphosphatase-Index auf unter 10 vermindert (normal 10–100).

Cave: Bei Virusinfekten ist der ALP-Index auch vermindert.

Zu Beginn der chronischen Myelose besteht häufig eine Polyglobulie, oder die Erythrozytenwerte im Blut sind normal.
Bei Anämie in unbehandelten Fällen muß eine Erythroleukämie in Erwägung gezogen werden (s. 5.15.2).

Die Thrombozyten sind ohne Therapie bei 2/3 der Patienten vermehrt oder an der oberen Grenze der Norm, in 1/3 vermindert (Mason 1974), dies aber prognostisch günstiger. Ein Anstieg der Thrombozyten unter Therapie mit Busulphan ist prognostisch ebenso ungünstig wie eine Thrombopenie.
Zusätzliche diagnostische Kriterien sind die Chromosomenanalyse aus dem Knochenmark (oder Blut) zur Darstellung des Philadelphia-Chromosoms und die Vitamin-B_{12}-Bestimmung im Serum (stark erhöht).

o Differentialdiagnose: Die *leukämoide Reaktion* bei Karzinosen, Tuberkulosen oder chronischen Eiterungen hat einen erhöhten Index der alkalischen Leukozytenphosphatase, keinen Milztumor und kein pH_1-Chromosom. Im Knochenmark kommen dabei mehr Atypien und im Blut toxische Granulation vor.
Bei klinisch ähnlicher Osteomyelosklerose (s. 5.19) ist der Knochenmarkbefund und die ALP völlig different, nur das beginnende hypertrophe Vorstadium der Myelosklerose kann der CML ähneln. Knochenbiopsie wird erforderlich.

Cave: Neuerdings werden Philadelphia-Chromosom negative CML von der üblichen Philadelphia-Chromosom positiven unterschieden (Hellriegel in Queisser 1978).

5.12   Akute unreifzellige myeloische Leukämien

o Knochenmarkpunktat: selten in großen Bröckchen zu gewinnen, meist sehr fein verteilt, gelegentlich nur Knochenmarkblut.
o Knochenmarkausstriche: von sehr verschiedener Zelldichte, fettarm.
Der Zellgehalt wird in fünf Stufen eingeteilt:
Z 0 aplastisch,
Z 1 hypozellulär,
Z 2 normozellulär,
Z 3 hyperzellulär,
Z 4 vollgepackt mit kernhaltigen Zellen.
● Retikulum: Histiozyten, Lymphozyten und Plasmazellen sind vermindert.
o $\frac{G}{E}$ Index: im Mittel 70 (3,0–500,0).
● Granulozytopoese: Im Vordergrund stehen die atypischen Blasten (Parablasten), bei jedem Patienten von einem anderen Typ. Die leukämischen Blasten sind meist größer, manchmal kleiner als die normalen, häufig liegt eine Anisonukleose vor.
Die normale Hämatopoese ist stark zurückgedrängt.

Die Zahl der leukämischen Zellen, bezogen auf die granulozytopoetische Reihe, wird in vier Stufen eingeteilt:
M 1   0 –   5% Blasten oder   – 10% Blasten und Promyelozyten,
M 2   5,1– 25% Blasten oder 10,1– 30% Blasten und Promyelozyten,
M 3 25,1– 50% Blasten oder 30,1– 55% Blasten und Promyelozyten,
M 4 50,1–100% Blasten oder 55,1–100% Blasten und Promyelozyten.
Bei M 4 zusammen mit Z 2–Z 4 besteht eine Indikation zur zytostatischen Induktionstherapie.

o Die Differentialdiagnose der akuten myeloischen, lymphatischen, monozytären Leukämien u. a. erfolgt mit Hilfe der Peroxydase-, α-NA-Esterase- und PAS-Reaktion (Tabelle 5).

Tabelle 5. Differentialdiagnosen der akuten Leukämien durch zytochemische Reaktionen u. a.

Kapitel 5	Diagnose	POX	α-NA-Est.	PAS	Sonstiges
12.1 und 22.5.1	AUL oder 0-ALL	∅	∅−(+)	∅−(+) diffus	saure Phosphatase (s. P.) ∅−(+)
12.2	AML	1%−64%+ der Granulozytopoese	<25%+	∅−(+) diffus	Auerstäbchen
12.3	APromL	>65%+	<25%+	diffus+	Auerstäbchen
21.1 und 21.2	AMoL	<25%+	>50%++	∅−(+)	
21.3	AMMoL	>50%+	<50%++	∅−(+)	selten Auerstäbchen
13.2	AEosL	>25%+ Eos.	∅−(+)	diffus+	s. P. + Granula Chloracetat +
14.2	ABasL	∅−(+) >25% Bas	∅−(+)	+	Toluidinblau +
15.2	EL	>25% Ebl[a]	Ebl (+)	Ebl z. T. + granul.	Berliner Blau +
15.1	Erythrämie	>40% Ebl[a] + Histiozyten	Ebl +	granul. +	Berliner Blau +
16.1	Megak.L	∅	+++	+++	Vakuolen
22.5.3	T-ALL	∅	∅	∅	s. P. +
22.5.2	B-ALL	∅	∅−(+)	schollig oder granul.	+

[a] z. T. Lepehne +

5.12.1 Undifferenzierte Leukämien (AUL)

5.12.1.1 Kleinzellige undifferenzierte Leukämien sind schwer zu unterscheiden von chronisch lymphatischen Leukämien (s. 5.22.1) und leukämischen kleinzelligen Lymphomen (s. 5.23).
Im Knochenmark sind die undifferenzierten fermentnegativen Stammzellen vorherrschend. Sie sind klein, zeigen Nukleolen in der feinen netzigen Kernstruktur und schwach basophiles Zytoplasma mit einer Aufhellung an der Kernbucht. Im Blutbild sind Gumprechtsche Kernschatten selten. Das oft nur in der Kernbucht erkennbare Zytoplasma ist stärker basophil als bei Lymphozyten. Wanderformen mit breiten Pseudopodien kommen häufig vor, eine Uropode fehlt im Gegensatz zu Blutlymphozyten.
Cave: Differentialdiagnose zur akuten Lymphoblasten-Leukämie (s. 5.22.5.1) oft nicht möglich.

5.12.1.2 Großzellige undifferenzierte Leukämien. Nur in den seltensten Ausnahmen sind große Zellen, die den Histiozyten ähneln, so stark vermehrt, daß eine großzellige undifferenzierte Leukämie anzunehmen ist.
Cave: Differentialdiagnose zur Erythrämie (s. 5.15.1) oft schwer.

5.12.2 Myeloblasten-Leukämie (AML, D 22) werden von Monoblasten- und Lymphoblasten-Leukämien durch die α-NA-Esterase- und die PAS-Reaktion unterschieden (Tabelle 5).
Myeloblasten liegen sicher vor:

a) bei Übergängen zu Promyelozyten mit azurophiler Granulation,
b) bei Übergängen zu Peroxydase-positiven Zellen,
c) bei Auftreten von Auerstäbchen (besonders gut zu erkennen im Peroxydase-Präparat),
d) wenn die PAS-Reaktion negativ, höchstens schwach diffus oder in wenigen Zellen fein granulär ausfällt,
e) bei fehlender granulärer Reaktion der α-NA-Esterase. Schwach diffuse Anfärbung ist möglich und spricht gegen Monoblasten, wenn außerdem eine Kernlappung selten ist (Löffler 1969; Leder 1967);

Die leukämischen Myeloblasten sind größer als die normalen (mittlerer Kerndurchmesser 11,1 µm von 15 Patienten).

5.12.3 Promyelozyten-Leukämie (APromL, D 21) sind leicht zu erkennen, weil die Promyelozyten durch die azurophile Granulation unverkennbar sind, auch wenn sie, was gelegentlich vorkommt, im Kern-Plasma-Verhältnis und der Basophilie des Zytoplasmas noch den Myeloblasten ähneln. Im Peroxydase-Präparat sind diese jungen Zellen auch schon schwach positiv, wodurch die Diagnose Promyelozyten-Leukämie bestätigt wird. Häufig kommen Auerstäbchen vor.
Mit der Toluidinblaufärbung können die seltenen Basophilen-Leukämien abgegrenzt werden.
Weißer Mitoseindex (mittlerer Mitoseindex bei 5.12.1 und 5.12.3: 14,4‰ (0‰ – 40,5‰)) hängt von der Proliferationsphase der leukämischen Blasten ab. Unter Vernachlässigung der verlängerten Mitosedauer (2,5 statt 1,3 Std) gibt er ein Maß für die Proliferationsaktivität der Leukämie zum Zeitpunkt der Punktion. Bei der AUL ist der mittlere Mitoseindex 5,0‰ (Boll 1977).

- Erythropoese: nicht verschoben, aber stark vermindert, s. $\frac{G}{E}$ Index.

In einem Teil der Fälle megaloblastisch umgewandelt und Kernatypien (Polyploidie, Rhexis), besonders nach einigen Zytostatika.
Roter Mitoseindex im Normbereich.

- Thrombozytopoese: ebenfalls stark vermindert.
o Blutbild: Etwa ein Drittel der Fälle ist aleukämisch, d. h. ohne Leukozytose. Der *Hiatus leucaemicus* im Blutausstrich ist der wichtigste Hinweis auf akute Leukämie, d. h. ein hoher Prozentsatz Myeloblasten bei fehlender Vermehrung von Myelozyten, Metamyelozyten und Stabkernigen. Der Ausdruck Parablasten sollte als zu ungenau möglichst nicht mehr verwendet werden. Die pathologischen unreifen Zellen können vor der genauen Zuordnung mittels Zytochemie auch unter dem Oberbegriff der atypischen mononukleären Zellen (AMZ) geführt werden. Der Blutausstrich ist für die Diagnose ebenso wichtig wie der Knochenmarkausstrich, wenngleich die Zellen in der Peripherie oft verändert, meist kleiner sind (Gavosto et al. 1967).
Fast immer findet sich eine Anämie und eine Thrombozytopenie.

o Blutbefund:

Stufe	Hämoglobin (g%) Frauen	Männer	Neutrophile Granulozyten (pro µl)	Blasten (%)	Thrombozyten (pro µl)
H 1	≥ 11,0	≥ 12,0	≥ 2 000	0	≥ 100 000
H 2	≥ 9,0		≥ 1 000	≤ 5	50 000–99 000
H 3	7,1–9,0		≥ 500	5,1–20	25 000–49 000
H 4	≤ 7,0		< 500	> 20	< 25 000

o Differentialdiagnose: Lymphoblasten-Leukämien (s. 5.22.5), Monoblasten-Leukämien (s. 5.21.1 und 5.21.2), Eosinophilen – (s. 5.13.2), Basophilen – (s. 5.14) und Erythroleukämien (s. 5.15.2) u. a. (Tabelle 5).
Von besonderer Bedeutung ist die Abgrenzung gegen die oligoblastische, schleichende (smouldering) Leukämie, da sie durch zytostatische Behandlung verschlechtert wird (s. 5.21.5).
Verlaufskontrollen sind zur Erfolgsbeurteilung bei Myeloblasten-, Lymphoblasten- und Monoblasten-Leukämien unbedingt erforderlich.

Definition des Therapie-Effekts

Nach der zytostatischen Therapie sind erneute Knochenmarkuntersuchungen zur Erfolgsbeurteilung erforderlich. Ein geeigneter Zeitpunkt zur Beurteilung des Erfolges liegt sieben Tage nach dem Ende der Induktionstherapie oder vor jedem geplanten Therapiezyklus. Gleichzeitig ist ein Blutbild mit Differenzierung, evtl. eine Liquorzytologie, erforderlich.

Eine *komplette Remission* ist anzunehmen:
– bei einer Zelldichte Z 1–Z 3,
– bei einer Blastenzahl im Knochenmark M 1 und
– bei einem Blutbefund H 1.

Eine *partielle Remission* liegt vor:
– bei einer Zelldichte Z 1–Z 3,
– bei einer Blastenzahl im Knochenmark M 2 und
– bei einem Blutbefund H 2.

Keine Remission besteht:
– bei aplastischem Knochenmark Z 0 und
– bei größerer Blastenzahl M 3 – M 4,
– bei einem Blutbild H 4 (evtl. H 3).

Bei aplastischem Knochenmark (Z 0–Z 1) sind Wiederholungsuntersuchungen erforderlich, um die Entscheidung über eine Remission zu treffen.

Definition des Rezidives

Nach kompletter Remission sind mehr als 5% Blasten im Knochenmark (M 1) oder im Blut (H3–H4) aufgetreten.
Nach partieller Remission sind wieder mehr als 25% Blasten im Knochenmark (M 3) aufgetreten.

5.13 Eosinophilie und Eosinophilen-Leukämie (Eos-L.)

5.13.1 Eosinophilie bei Allergie gegen Fremd-Eiweiß u. a.

a) Nahrungsproteine (Eiklar u. a.),
b) alle Parasiten – auch des hämatopoetischen Systems (Erregernachweis im Knochenmark morphologisch möglich): Malaria, Leishmaniosis, Kala-Azar, Trypanosomiasis, Filariasis, Schistosomiasis, Bartonellose,
c) gegen Medikamente, u. a. auch gegen Eisen und Vitamin B_{12},
d) gegen Kontaktstoffe, ionisierende Strahlen,
e) bei Favismus, Chorea, Scharlach u. a.,
f) bei Pankreas- und Kolon-Karzinomen (autologe Proteine),
g) bei M. Boeck, M. Hodgkin, Osteomalazie, Ovarial-Karzinom, Sklerodermie, T-Zonen-Lymphom,
h) bei Autoaggressionskrankheiten, Serumkrankheit,
i) bei Thrombose, Periarteriitis nodosa u. a.,
k) Mastozytose.

- o Knochenmarkpunktat: sedimentiert im Röhrchen.
- o Knochenmarkausstriche: zellreich.
- ● Retikulum: vermindert.
- o $\frac{G}{E}$ Index: etwa normal, im Mittel 4,2 (2,9–6,7).
- ● Granulozytopoese: Der Anteil an eosinophilen Promyelozyten, Myelozyten und Metamyelozyten ist gleich dem an eosinophilen Stab- und Segmentkernigen.
  Der weiße Mitoseindex ist stark erniedrigt (im Mittel 6,5‰), da nicht nur die eosinophilen Myelozyten (eosinophiler Mitoseindex 9‰ entgegen normal 10‰, bei Leukozytose 20‰, bei hämolytischen Anämien 35‰), sondern auch die noch nicht eosinophil granulierten Promyelozyten kaum Mitosen aufweisen. Hier besteht eine Diskrepanz zu der anteilmäßig starken Vermehrung der eosinophilen Vorstufen!
- ● Erythrozytopoese: unauffällig.
- ● Thrombozytopoese: unauffällig.
- o Blutbild: Eosinophile können bis 80% vermehrt sein = *eosinophiles Leukämoid*. Bei Auftreten von eosinophilen Myelozyten im Blut muß an eine Eosinophilen-Leukämie gedacht werden.

5.13.2 *Eosinophilen-Leukämie* mit Differentialverteilung wie oben und hohem $\frac{G}{E}$ Index

ist viel seltener als die allergische Eosinophilie, geht mit einem Milztumor, einer Anämie und Thrombozytopenie und Organ-Infiltraten (Myokard, Leber, Milz, Nieren, Lymphknoten) einher.
Unreifzellige Eosinophilen-Leukämien gehen mit Vermehrung der Myeloblasten und reifzellige mit Vermehrung der eosinophilen Segmentkernigen im Knochenmark einher. Der weiße Mitoseindex ist im ersten Fall normal, im zweiten Fall erniedrigt.
Mit der Naphtol-AS-D-Chloracetat-Esterase färben sich die Granula stärker rot an als bei den normalen Eosinophilen.

5.14 Basophile Leukämie und Basophilie

5.14.1 *Reifzellige Basophilen-Leukämien* mit Vermehrung basophiler Granulozyten im Blutbild treten meistens im Endstadium chronischer Myelosen auf, sehr selten primär, ebenso die

5.14.2 *Unreifzellige Basophilen-Leukämien* mit Vermehrung von Basophiloblasten und basophilen Promyelozyten im Blutbild und im Knochenmark.

5.14.3 *Gewebsbasophilen- oder Mastzellen-Leukämie, Mastozytose (= Urticaria pigmentosa, unilokulär als Mastozytom)* zeigen im Knochenmark eine Vermehrung von Gewebsmastzellen. Sie sind größer als basophile Myelozyten, oft entrundet (Wanderform) und haben mehr basophile Granula, die den Kern meistens aussparen.

Cave: Färbetechnisch können alle Granula ausgewaschen sein, wodurch die Gewebsmastzellen leicht übersehen werden, weil sie nun den Schaumzellen ähneln. In Zweifelsfällen Nachweis durch Spezialfärbung mit Toluidinblau (Undritz 1972) und der Histaminausschwemmung im Urin.
o Blutbildveränderungen fehlen häufig.
o Differentialdiagnose: Salizylat-, Morphin-, Kodein-Intoxikationen

5.14.4 *Benigne Basophilie* = mäßige Vermehrung von Gewebsmastzellen, kommt im Knochenmark bei Jugendlichen vor, ebenso bei Reaktionen des retikulohistiozytären Systems, z. B. bei Strahlenschäden, bei der chronischen Entzündung des Knochenmarkes, der „chronisch-interstitiellen Myelitis" nach Rohr (1960), bei der Panmyelophthise (s. 5.6.1) bei der Osteomyelofibrose (s. 5.19) und beim M. Waldenström (s. 5.24.2).

5.15 Erythrämie und Erythroleukämie

5.15.1 *Akute Erythrämie di Guglielmo* (D 4, 17, 24) evtl. auch chronisch verlaufend (Heilmeyer-Schöner 1968) als *Di-Guglielmo-Syndrom.*
Die größten Zellen der Stammzellreihe stehen im Vordergrund, deswegen gehen andere Leukämien präfinal in die Erythrämie über.
o Knochenmarkpunktat: sedimentiert im Röhrchen.
o Knochenmarkausstriche: zellreich, fettarm.
● Retikulum: Histiozyten und Hämozytoblasten sind stark vermehrt (in einem Fall auf über 200‰!).
Phagozytose von Erythroblasten, nackten Kernen und Erythrozyten ist häufig
o $\frac{G}{E}$ Index: etwa 1.
● Granulozytopoese: zurückgedrängt, rechtsverschoben.
● Erythrozytopoese: vermehrt und stark linksverschoben. Gigantoblasten, Proerythroblasten mit multiplen großen Nukleolen = *Paraerythroblasten*, zwei- und mehrkernige Erythroblasten, Karyorhexis, Nebenkerne, Kernabsprengungen, gelappte und pyknotische Kerne u. a. Kern-Plasma-Reifungsdissozia-

tionen, Megaloblastoide und Megaloblasten, Zytoplasmafortsätze und Wanderformen kommen vor.
Roter Mitoseindex meist erniedrigt; auch in den Hämozytoblasten und Histiozyten kommen Mitosen vor.
Pathologische Mitosen wie multipolare, Brückenbildung in der Anaphase, Chromosomenpyknose bis zu Ballmitosen sind gehäuft.
- Thrombozytopoese: unauffällig bis zurückgedrängt.
o PAS-Reaktion: Die Histiozyten, Hämozytoblasten und Proerythroblasten haben schollige oder granuläre PAS-Positivität, die reiferen Erythroblasten sind bei der PAS-Reaktion teilweise diffus rot gefärbt.
o α-Naphthylacetat-Esterase kann eine diffuse oder granuläre Reaktion von den vermehrten großen Retikulumzellen bis zu den Erythrozyten geben.
o Saure Phosphatase ist am Zytozentrum stark positiv.
o Berliner-Blau-Reaktion: Eisenphagozytose reichlich, Ringsideroblasten kommen vor.
o Phasenkontrast: Erythroblasten wandern in vitro.
o Blutbild: Das sehr seltene Krankheitsbild zeigt eine schwere Anämie mit Erythroblasten, Anisozytose, Poikilozytose, basophiler Punktierung, Howell-Jolly-Körperchen, Cabot-Ringen, Retikulozytopenie oder normale Werte der Retikulozyten.
o Differentialdiagnose: Västerbotten-Anomalie (Undritz 1972) = hereditäre Normoblasten-Polyploidie oder häufiger erworben bei der Osteomyelosklerose (hierbei aber extrem zellarmes Knochenmark), bei der Thalassämie oder als Finalstadium bei myeloischer Leukämie (alle mit Milztumor).

5.15.2 Erythroleukämie (D 19)

o Knochenmarkpunktat: sedimentiert im Röhrchen oder ganz feine Bröckchen.
o Knochenmarkausstriche: zellreich.
o $\frac{G}{E}$ Index: normal bis erniedrigt (im Mittel 4,2).
- Granulozytopoese: linksverschoben wie bei chronischer Myelose (s. 5.11) oder wie bei Myeloblasten- bzw. Promyelozyten-Leukämie (s. 5.12.2 und 5.12.3).
- Erythrozytopoese: stark linksverschoben.
Gigantoblasten, Karyorhexis, Polyploidie und Megaloblastoide.
Roter Mitoseindex stark schwankend (im Mittel 15‰).
o PAS positive Erythroblasten vermehrt.
o Berliner Blau-Reaktion: Sideroblasten und Siderozyten vermehrt.

Cave: Mehrere Vakuolen von 1–2 µm ⌀ im Zytoplasma von Proerythroblasten oder von leukämischen Blasten bei allen akuten Leukämien kommen nur bei Anämie unter 10g% Hb vor (Weingärtner 1973).

- Thrombozytopoese: unauffällig, in schweren Fällen Megakaryozyten vermindert.
o Blutbild: Anämie, Thrombopenie, Retikulozyten meist normal, selten vermehrt. Erythroblasten, Poikilozytose, Anisozytose und Linksverschiebung der weißen Reihe im Ausstrich.
Alkalischer Phosphatase-Index der Granulozyten erniedrigt.

- Das Philadelphia-Chromosom kann in den Zellen des Knochenmarkes und des Blutes bei chronischen Formen nachgewiesen werden.
- Differentialdiagnose: symptomatisches Vorkommen als erythroleukämoide Reaktion bei Knochen-Karzinosen, chronischen Eiterungen, miliarer und Milz-Tuberkulose.

Cave: Bei behandelten und unbehandelten akuten und chronischen Myelosen können vorübergehend erniedrigte $\frac{G}{E}$ Indizes und im Blut eine Anämie mit Erythroblasten vorkommen. Deswegen ist es überhaupt fraglich, ob die Abgrenzung einer Erythroleukämie von den myeloischen Leukämien gerechtfertigt ist.

5.16 Megakaryozyten-Leukämie (D 15) und Thrombozythämie

- Knochenmarkpunktat: schwebt bis sedimentiert.
- Knochenmarkausstriche: zellreich.
- Retikulum: unauffällig.
- $\frac{G}{E}$ Index: normal oder häufig bei sekundärer Blutungsanämie erniedrigt.
- Granulozytopoese: unauffällig.
- Erythrozytopoese: gegebenenfalls wie bei Blutungsanämie (s. 5.2), sonst unauffällig.
- Thrombozytopoese: Der zellreiche Knochenmarkausstrich wird – schon bei schwacher Vergrößerung deutlich – beherrscht von oft in Gruppen (in Sinuswandnähe) liegenden Megakaryoblasten, Promegakaryozyten und Megakaryozyten, besonders in Thrombozyten zerfallend, dazwischen große Fahnen von Thrombozyten. Trotzdem kaum Mitosen. Atypische Riesenformen mit stark gelappten Kernen und erhöhter Polyploidiestufe (64ploid) oder mit groben Zytoplasmavakuolen kommen vor.
- PAS-Reaktion: nicht verändert.
  Isoliert können auch Megakaryoblasten vermehrt sein: Die *Megakaryoblasten-Leukämie* geht im Gegensatz zur Megakaryozyten-Leukämie mit einer Thrombozytopenie einher (Burkhardt 1966).
- Blutbild: *Thrombozytose* von über 500 000 bzw. *Thrombozythämie* von über 1,5 Mill. Thrombozyten/µl, auch Riesenplättchen, Megakaryozytenfragmente und -Polyploidie, Häufig Hb-arme Erythrozyten und Anulozyten wegen sekundärer Eisenmangelanämie. Ein Drittel der Patienten hat jedoch eine Polyglobulie.
- Differentialdiagnose: Die Megakaryozyten-Leukämie und die „benigne", reaktive Thrombocythaemia haemorrhagica mit einer Thrombozytenvermehrung auf über 500 000/µl Blut sind aus dem Knochenmarkzellbild kaum zu unterscheiden, lediglich die Atypien fehlen bei letzterer.
  Für die Diagnose der Leukämie wird ein Milztumor gefordert. Übergänge und Kombinationen mit chronischer Myelose (5.11), Polyzythämie (5.18.1) oder Osteomyelofibrose (5.19) sind häufig.
  Therapie mit wiederholten kleinen Dosen P^{32} (2–3 mCi i. v.) reduziert bei beiden Erkrankungen die Thrombozytenzahl und die Thrombose- bzw. Blutungsneigung.

5.17 Thrombozytopenie (D 16)

5.17.1 Essentielle Thrombozytopenie = idiopathische thrombozytopenische Purpura (ITP) = M. Werlhof = Autoimmun-Thrombozytopenie oder symptomatische Thrombozytopenie medikamentös oder viral u. a. Infektionen induziert, auch bei Malaria, Hypersplenismus (s. 5.9.2), Verbrauchskoagulopathie u. a. immer infolge verstärkten Thrombozytenunterganges.
- o Knochenmarkpunktat: sedimentiert meistens im Röhrchen.
- o Knochenmarkausstriche: zellreich.
- • Retikulum: unauffällig.
- o $\frac{G}{E}$ Index: normal bis erniedrigt.
- • Granulozytopoese: unauffällig.
- • Erythrozytopoese: wie bei Blutungsanämie (s. 5.2).
- • Thrombozytopoese: exzessive Vermehrung der Megakaryozyten mit viel Zytoplasma, Kernpolyploidie und Zerfallsformen, insbesondere bei ITP, wenn auch vielleicht nicht so exzessiv wie bei der Megakaryozyten-Leukämie, Atypien wie Zytoplasmavakuolen und Riesenkerne kommen auch vor.
- o PAS-Reaktion: verstärkt.
  Trotz der Vermehrung der Megakaryozyten sind Mitosen sehr selten.
- o Blutbild: Thrombozytopenie unter 30000/µl, Anulozyten und andere Zeichen der Eisenmangelanämie. Als Zeichen der Allergie Eosinophilie möglich.
- o Differentialdiagnose gegen die Megakaryozyten-Leukämie durch die Blutbefunde.

5.17.2 Thrombozytopenie bei Megakaryozytopenie. Bei schweren Intoxikationen, besonders durch Zytostatika und ionisierende Strahlen, ebenso bei Knochenmark-Karzinose und Leukämien, können nicht nur im Blut die Thrombozyten, sondern auch ihre Vorstufen vermindert werden:
Im Knochenmark kommt es zur Megakaryozytopenie, insbesondere mit Fehlen reifer Formen. Eine Verminderung der PAS-Reaktion in den Megakaryozyten kann auf eine Reifungsstörung hinweisen.

5.17.3 Megakaryozytophthise kommt selten essentiell mit jahrelangem Verlauf vor. Im Knochenmark isoliert mit völligem Fehlen von Megakaryozyten und -blasten. Im Blutbild schwere Thrombozytopenie.

5.17.4 Bei akuter thrombotisch-thrombozytopenischer Purpura oder *Verbrauchskoagulopathie* mit erhöhtem Thrombozytenverbrauch als Ursache einer Thrombozytopenie im Blut sind Veränderungen im Knochenmark noch nicht zu erwarten.

Cave: Das Mengenverhältnis der Megakaryozyten kann nur gegen die gesamte Zellzahl, nicht gegen die Fläche des Ausstrichs beurteilt werden und ist deswegen nicht numerisch, bei Differentialzählung auch nur durch zusätzliche Schätzung bei schwacher Objektiv-Vergrößerung zu erfassen.

5.18 Polycythaemia vera (D 18) und Polyglobulie (D 14)

5.18.1 Polycythaemia vera (= Erythrozytose, eine genuine Erkrankung).
- o Knochenmarkpunktat: sedimentiert im Röhrchen.

- o Knochenmarkausstriche: sehr zellreich, fettfrei. Sie müssen sehr schnell angefertigt werden, da das gewonnene Material wegen des Erythrozytenreichtums besonders leicht gerinnt und sich dann nicht mehr ausstreichen läßt.
- • Retikulum: Histiozyten, Lymphozyten und Plasmazellen relativ vermindert.
- o $\frac{G}{E}$ Index: stark erniedrigt, im Mittel 1,4 (0,8–2,6).
- • Granulozytopoese: in der Differentialverteilung normal, Eosinophile etwas vermehrt.
  Weißer Mitoseindex erhöht (im Mittel auf 21‰). Besonders kommen bei den Promyelozyten und Myelozyten viele Mitosen vor, so daß die ruhende Granuloblasten-Population stark vermindert sein muß (Boll 1966).
- • Erythrozytopoese: in der Differentialverteilung normal.
  Roter Mitoseindex erniedrigt, auf (im Mittel) 11,2‰, besonders bei den basophilen und polychromatischen Erythroblasten kommen wenig Mitosen vor.
- o Berliner-Blau-Reaktion: keine Eisenspeicherung.
- • Thrombozytopoese: Megakaryozyten stark vermehrt und vergrößert (Kernpolyploidie 64 ploid), Mikromegakaryozyten kommen auch gelegentlich vor (Albrecht 1970).
- o Blutbild: Erythrozyten über 6 Mill/μl, Hb-Gehalt und Hämatokrit erhöht, Leukozytose mit Linksverschiebung, Vermehrung von eosinophilen und basophilen Segmentkernigen. Thrombozytose.
  Der Index der alkalischen Leukozytenphosphatase ist erhöht.
  Blutsenkungsreaktion stark erniedrigt bis auf 0/0 nach 1 und 2 Std.

Cave: Vorstadium der Osteomyelofibrose (s. 5.19),
Übergang in chronische Myelose,
kompensierte Thalassaemia minor,
leichte Benzol- u. a. Intoxikationen.

5.18.2 *Dysregulatorische Erythrozytosen* [= *symptomatische Polyglobulien* (Begemann 1970)]: im Knochenmark ähnlich wie oben, aber zellärmer und im Blut meist ohne Leukozytose, ohne Thrombozytose und ohne Erhöhung des alkalischen Leukozytenphosphatase-Index, können hervorgerufen sein durch:
Forssell-Syndrom (Nierenzysten), Hypernephrom-, Nierentuberkulose, Nierenarterienstenose (meist mit erhöhtem Erythropoietin-Titer),
Lebererkrankungen wie Zirrhose, Karzinom, Endophlebitis hepatica u. a.,
Hirntumor, Spätfolge nach Enzephalitis, subdurale Blutung und einen Erweichungsherd im Thalamus,
essentiell als sog. juvenile Polyglobulie mit Milztumor,
Myxom des rechten Vorhofs, M. Cushing (mit Eosinopenie), Ovarialtumor, Uterusfibrom, Mammakarzinom, Nebennierenkarzinom, Phäochromozytom, Hypophysentumoren, Milzzysten, -tuberkulose, -Echinokokkose, -sklerose (Castrillón-Oberndorfer 1968),
nach Androgen-, Kortikoid-, Kobalt-Therapie
gewerblichen Intoxikationen (P, Mg, Cu, Pb, Hg, As).

5.18.3 *Kompensatorische Polyglobulie kardio-pulmonaler Genese durch chronischen Sauerstoffmangel*

- o Knochenmarkpunktat: schwimmt im Röhrchen.

- o Knochenmarkausstriche: normaler Zellgehalt bis zellarm.
- • Retikulum: unauffällig.
- o $\frac{G}{E}$ Index: etwa normal, im Mittel 3,2.
- • Granulozytopoese: in der Differentialverteilung normal.
  Weißer Mitoseindex etwas erhöht (im Mittel 19,1‰).
- • Erythrozytopoese: stark rechtsverschoben zugunsten oxyphiler und reifer Erythroblasten.
  Roter Mitoseindex etwas erniedrigt (im Mittel 13,5‰). Besonders kommen bei den basophilen Erythroblasten wenig Mitosen vor.
- • Thrombozytopoese: unauffällig.
- o Blutbild: Erythrozyten über 5 Mill./µl, Mikroerythrozyten. Hb-Gehalt und Hämatokrit erhöht. Keine Leukozytose, keine Thrombozytose.
  Der alkalische Leukozytenphosphatase-Index ist normal, falls keine bakterielle Infektion vorliegt.
  Blutsenkungsreaktion normal bis erhöht.

  Cave: Anhydrie bei Exsikkose.

- o Differentialdiagnose bei den Erkrankungen mit erhöhtem Erythrozytengehalt im Blut: Polycythaemia vera (5.18.1), dysregulatorischen Erythrozytosen (5.18.2) und O_2-Mangel-Polyglobulie (5.18.3) sind die markanten Unterschiede des Knochenmarkpunktates:
  der Zellgehalt,
  der $\frac{G}{E}$ Index,
  der weiße Mitoseindex,
  die Differentialverteilung der Erythrozytopoese und
  die Anzahl der Megakaryozyten.

5.19 *Osteomyelofibrose und Osteomyelosklerose*

Bei der Osteomyelosklerose verursacht die Knochenmarkpunktion wegen der Härte der Knochen technische Schwierigkeiten. Charakteristisch sind erfolglose Markpunktionen an verschiedenen Knochen (Punctio sicca). Bei konventionellen Röntgendarstellungen der Knochen kommt die Erkrankung trotzdem selten zur Darstellung.

- o Knochenmark: Bei beiden Diagnosen sind im aspirierten Markblut Megakaryozyten als fast einzige Knochenmarkzellen und Thrombozytenagglomerate typisch, ebenso Osteoblasten, Osteoklasten und Gewebsmastzellen. Alle anderen hämatopoetischen Vorstufen sind mehr oder weniger vermindert. PAS positive Erythroblasten und Ringsideroblasten sollen vermehrt vorkommen.
  Eine Knochentrepanation mit Histologie klärt das Krankheitsbild ab.
  Die Milzfeinnadelpunktion zeigt die extramedulläre Hämatopoese auf, darf aber nur bei Fehlen einer hämorrhagischen Diathese durchgeführt werden.
  Akute Verläufe und Übergang in myeloische Leukämien kommen vor.

  Cave: Das hypertrophe Vorstadium ist schwer gegen die chronische myeloische Leukämie (s. 5.11) und gegen die Polycythaemia vera (s. 5.18.1) abzugrenzen.

- ○ Blutbild: Anämie, Leukozytose und Thrombopenie sind am häufigsten. Erythroblasten, Poikilozytose, Polychromasie, Riesenthrombozyten, Megakaryozyten und deren nackte Kerne. Basophil punktierte Erythrozyten, Schistozyten und tropfenförmigen u. a. Poikilozyten kommen vor.
Pathologische Linksverschiebung der weißen Reihe, eosinophile und basophile Segmentkernige sind vermehrt.
Der Index der alkalischen Leukozytenphosphatase ist erhöht.
- ○ Differentialdiagnose: Ähnliche Knochenmarkbefunde werden bei maligner Osteopetrosis (Marmorknochenkrankheit) und bei osteoplastischen Knochenmetastasen bei Prostata-, Mammakarzinom, Hypernephrom u. a. gefunden.

5.20 Erkrankungen des monozytären Systems

5.20.1 *Reaktive Monozytosen* bei Virusinfekten, insbesondere Hepatitis epidemica und Mononukleose (M. Pfeiffer), allen chronischen Infekten, wie primär chronischer Polyarthritis, Kollagenosen, lymphatischen Systemerkrankungen sowie transitorisch beim Streß. Kleinkinder und Greise können auch auf bakterielle Infekte mit monozytären Reaktionen antworten.
- ○ Im Knochenmark sind die Knochenmarklymphozyten – teilweise von Zytoplasma umgeben und/oder die monozytären Vorstufen einschließlich ihrer Mitosen vermehrt, ebenso die Plasmazellen und Gewebsmastzellen. Auch sind die normalen Lymphonoduli gehäuft (Hashimoto 1963).
- ● Retikuläre Knötchen mit phagozytierenden Histiozyten, Epitheloidzellen und Speicherzellen können beim M. Bang, Knochenmark-Tuberkulose und anderen chronischen Infekten vorkommen (Marchal u. Duhamel 1966; Finkel u. Mitus 1968). *Epitheloidzellen* haben retikuläre längsovale große Kerne mit großen Nukleolen in einer schwach azidophilen auch längsovalen Zelle.
- ○ Im Blutbild sind Monozyten und atypische mononukleäre Zellen (AMZ) vermehrt. Virozyten (s. 3.3.1) sowie Verminderung der alkalischen Leukozytenphosphatase in den Segmentkernigen sprechen für Virusinfekte, Blutplasmazellen für Rubeolen. Die Zellen der Mononukleose, übertragen bei Jugendlichen durch das Eppstein-Barr-Virus, stehen morphologisch zwischen denB-Lymphozyten (s. 3.3.1), den Prolymphozyten (s. 3.3.2) und den Monozyten (s. 3.3.26).
- ○ Differentialdiagnose: beginnender M. Waldenström (s. 5.24.2).

Cave: Monozytosen werden im Knochenmark übersehen, wenn die mikroskopische Vergrößerung oder die Qualität der Pappenheim-Färbung zu wünschen übrig lassen, weil die rauchgraue, bläuliche Färbung des Zytoplasmas der Promonozyten und Monozyten mit der azidophilen der Myelozyten und Metamyelozyten verwechselt wird, z. B. als sog. Myelozyten-Leukämien. Sicherung erfolgt durch die α-NA-Esterase-Reaktion.

5.20.2 *Lymphgranulomatose = M. Hodgkin.* Knochenmarkbefall nur im Stadium IV: Atypische Riesenzellen werden in etwa 15% (Hayhoe u. Flemans 1965) gefunden, die im Knochenmark meist den Reed-Sternberg-Zellen nicht ähneln. Auch die Hodgkin-Zellen mit großen netzig strukturierten Kernen, auffälligen meist basophilen Nukleolen und dunkelbasophilem breitem Zytoplasmasaum sind im Knochenmark selten zu erkennen, sie ähneln den Proerythroblasten.

Cave: atypische Megakaryoblasten und Megakaryozyten.

Allerdings sind oft die monozytären Vorstufen und die Histiozyten, z. T. phagozytierend und in Granulationsknötchen liegend, ebenso wie Plasmazellen und Eosinophile vermehrt.

Das *lymphozytenreiche Paragranulom* kann nur selten im Knochenmark diagnostiziert werden, das Hodgkin-Sarkom ist im Knochenmark vom Immunoblastom (s. 5.23.5) kaum zu differenzieren.
- o Im Blutbild sind Eosinophilie und Lymphozytopenie charakteristisch, seltener sind Monozyten vermehrt. Häufig besteht eine Anämie. Die Leukozytenzahl kann erhöht oder erniedrigt sein. Im Schub ist das Fibrinogen im Serum erhöht.

5.20.3 Histiozytosen

5.20.3.1 Maligne Histiozytose, histiozytäres Syndrom (Lennert 1964) oder Histiocytosis X, bei Kindern Abt-Letterer-Siwe-Syndrom, Retikuloendotheliose.
- o Knochenmark: mittlere Zelldichte.
- • Das Bild kann völlig beherrscht werden von großen polyedrischen Retikulumzellen mit kleinem dichten Kern, die voller sekundärer Lysosomen sind. Wegen ihrer Lipoproteidstruktur werden sie durch die Alkoholfixation ausgewaschen. Das Zytoplasma bleibt als feines Netzwerk übrig. Der Kern ist oft durch die Speichergranula deformiert. Die Folge ist, daß das Präparat von morphologisch weniger Geübten als Ausstrichartefakt mißdeutet wird. Dazwischen liegen große, leicht lädierbare Zellen mit hellbasophilem Zytoplasma und großen, netzig strukturierten, runden oder ovalen Kernen mit großem Nukleolus. Dazwischen liegen auch große Paraerythroblasten, d. h. sehr große Proerythroblasten mit riesigen Nukleolen und besonders dunkelbasophilem Zytoplasma (pathologische große Stammzellen). Gelegentlich erhebliche Erythrozyten-Phagozytose.
- o Die Zellen sind als Histiozyten stark α-NA-Esterase und saure Phosphatase positiv und zeigen vitale Äußerungen im Lebendpräparat (Boll 1974). Auch Milz und Leber können die pathologischen Histiozyten enthalten. Die normale Hämatopoese ist stark zurückgedrängt.
- o Im Blut: Panzytopenie. Die hämorrhagische Diathese wird häufig zur Todesursache. Hier spielt außer der Verdrängung der Megakaryozyten aus dem Knochenmark noch eine verkürzte Thrombozytenlebenszeit durch die Thrombozyten-Phagozytose der Speicherzellen im Milztumor eine Rolle und kann durch Splenektomie gebessert werden (Green et al. 1971)
- o Differentialdiagnose: die Erythrämie (s. 5.15.1) kann mit ihren Paraerythroblasten, pathologischen Histiozyten und Hämozytoblasten der Histiozytose ähneln.

5.20.3.2 Ewing-Sarkom (lokalisiertes undifferenziertes Rundzellsarkom); Diagnose aus dem Punktat oder Tupfpräparat der durch Leinen oder Zellstoff abgetrockneten Schnittfläche des Tumors entspricht dem unter 5.20.3.1 geschilderten Knochenmarkbefund.

5.20.3.3 Eosinophiles Granulom kommt auch bei Kindern und jungen Erwachsenen vor, auch als *Schüller-Christian-Hand-Krankheit* generalisiert. Neben den aufgelok-

kerten Histiozyten wie unter 5.20.3.1 kommen Nester von Eosinophilen, Riesen- und Schaumzellen vor. Der Befund wird uni- oder multilokulär erhoben. Ein diffuser Befall des Knochenmarkes kommt nicht vor.
- o Differentialdiagnose: gelegentlich treten die Riesenzellen in den Vordergrund: *Riesenzellen-Retikulose*.

5.20.3.4 Speicherkrankheiten mit Splenomegalie hereditär bei Kindern.

5.20.3.4.1 M. Gaucher. Die Histiozyten enthalten schwach bläuliche kristalline Strukturen (wie geknittertes Seidenpapier) durch Speicherung von Glukozerebrosiden (s. 3.3.9) = Gaucher-Zellen.
- o Differentialdiagnose: *Pseudo-Gaucher-Zellen* der CML (s. 5.11), Thalassaemie, ITP (s. 5.17.1) oder dyserythropoetischen Anämie (s. 5.6.5) sind nur schwer von den echten Gaucher-Zellen zu unterscheiden.
Sie haben Thrombozyten (Green et al. 1961), Neutrophile (POX pos.) oder Erythrozyten phagozytiert.

5.20.3.4.2 M. Niemann-Pick. Die Schaumzellen (s. 3.3.9) sind sehr groß, polyedrisch, ähnlich denen der Histiocytosis X (s. 5.20.3.4.1) enthalten aber Sphingomyelin.

5.20.3.4.3 M. Fabry. Wieder ähnliche Schaumzellen enthalten Ceramid-Trihexosid durch einen Defekt der α-Galaktosidase.

5.20.3.4.4 Seeblaue Histiozytose, hereditär oder erworben mit primärer Leberzirrhose, Milztumor und hämorrhagischer Diathese (Quattrin). Mittelgroße Histiozyten enthalten exzentrisch einen Kern mit scholliger Struktur und ca. 3 µm ⌀ blaugrüne Granula im Zytoplasma (s. 3.3.9).

5.20.3.5 Reaktive Histiozytose bei Kala-Azar. Diese fieberhafte Tropenkrankheit mit Splenomegalie kann leicht durch die Knochenmarkzytologie erkannt werden; Im sonst unauffälligen Knochenmark sind die Plasmazellen vermehrt und die Leishmanien kommen in den phagozytierenden Histiozyten massenhaft vor.

5.21 *Monozytäre Leukämien*

Vom monozytären System ausgehend gibt es die:

5.21.1 Akute Monoblasten-Leukämie (AMoL),
5.21.2 Akute Promozyten-Leukämie (auch AMoL),
5.21.3 Akute myelomozytäre Leukämie (AMMoL),
5.21.4 Chronische Monozyten-Leukämie (CMoL),
5.21.5 „Smouldering leukemia" (schleichende, oligoblastische Leukämie),
5.21.6 Monoblasten- oder Stammzellen-Sarkom (aleukämisch).

Zu 5.21.1 und 5.21.2 (AMoL)

- o Knochenmarkpunktat: selten in großen Bröckchen zu gewinnen, meist sehr fein verteilt, gelegentlich nur Knochenmarkblut.
- o Knochenmarkausstriche: von sehr verschiedener Zelldichte, fettarm.
- • Retikulum: Histiozyten, Lymphozyten und Plasmazellen sind vermindert.

- $\frac{G}{E}$ Index: erhöht.
- Granulozytopoese: Im Vordergrund stehen die atypischen Monoblasten (3.3.16) oder Promonozyten (s. 3.3.20), die α-NA-Esterase positiv sind (s. Tabelle 5).
  Die normale Granulozytopoese ist zurückgedrängt.

  Die leukämischen Monoblasten unterscheiden sich von den leukämischen Myeloblasten weniger in der Größe als die normalen, da es Leukämien mit sehr kleinen Esterase-positiven Blasten gibt (Typ Schilling) und solche mit sehr großen (Typ Naegeli).
  Die leukämischen Promonozyten (s. 5.14.2) unterscheiden sich von den Promyelozyten durch
  a) stärker gelappte Kerne,
  b) rauchgraues Zytoplasma mit höchstens ganz feiner azurophiler Granulation,
  c) schwächere Peroxydase-Reaktion,
  d) stark positive diffuse und granuläre Reaktion der α-Naphthylacetat-Esterase,
  e) geringe granuläre PAS-Reaktion.

  Gelegentlich ist das Zellbild bunt mit Monoblasten und Promonozyten. Kommen auch noch reichlich Promyelozyten und Myelozyten vor, wird die *akute Leukämie myelomonozytär* (5.21.3) genannt und hat einen subakuten Verlauf. Gelegentlich sind ganz reife Monozyten vermehrt [= *Monozyten-Leukämien* (5.21.4)]; Verlauf subchronisch.
  Mittlerer Mitoseindex der granulozytären und monozytären Vorstufen 15,4‰.
- Erythrozytopoese: nicht verschoben, aber stark zurückgedrängt. Megablastoide kommen vor.
- Thrombozytopoese: Megakaryozyten vermindert.
- Blutbild: Monoblasten und Promonozyten kommen bei AMoL bis zu 80% vor, gesichert durch die α-NA-Esterase-Reaktion. Die pathologisch vermehrten Zellen werden als Monozyten oder atypische mononukleäre Zellen (AMZ) gezählt. Normochrome Anämie, Retikulozytose, meist hohe Leukozytose und Thrombozytopenie, aber auch Thrombozytose.

Cave: Monozytäre Reaktionen kommen bei chronischer myeloischer Leukämie, bei akuter myeloischer Leukämie und bei Lymphoblasten-Leukämie vor. Zur Abgrenzung sind Verlaufskontrollen erforderlich.

5.21.5 „Smouldering leukemia"

- Knochenmark: zellarm, fettarm, selten zellreich.
- $\frac{G}{E}$ Index: erniedrigt.
- Granulozytopoese: Kleine Stammzellen, Myeloblasten oder Monoblasten sind vermehrt bis über 25%.
- Erythroblasten mehr oder weniger vorhanden, oft kommen Megaloblastoide u. a. Atypien vor.
- Megakaryozyten: meist gut vertreten.
- Blutbild: die Anämie ist meist normochrom.
  Obgleich eine Neutropenie und häufig eine Leukopenie vorliegt, können Blasten vermehrt sein.

Pelger-Zellen, Erythroblasten, u. a., kommen vor. Die Thrombozytenanzahl ist meist normal.
- o Differentialdiagnose: die Abgrenzung von der genuinen Panmyelopathie ist bei älteren Menschen (über 50 Jahre) erst durch den Verlauf möglich, denn die „smouldering leukemia" geht in ein bis drei Jahren in eine der akuten Leukämien der Tabelle 5 (S. 49), am häufigsten in die AMoL, über.

Cave: Der Knochenmarkbefund unterscheidet sich von der sideroachrestischen Anämie erst durch die Berliner-Blau-Reaktion.

5.21.6 Monoblasten- oder Stammzellen-Sarkom

- o Das Knochenmark ist angefüllt mit Monoblasten (α-NA-Esterase positiv) oder mit fermentnegativen Stammzellen. Granulozytopoetische Zelle, Erythroblasten und Megakaryozyten sind mehr oder weniger vermindert.
- o Im Blutbild sind die Blasten höchstens bei Anreicherungsverfahren zu finden. Die Prognose hängt von der Verdrängung der normalen Hämatopoese ab.
- o Differentialdiagnose: Lymphoblastensarkom (s. 5.23.4.4)

5.22 Lymphatische Leukämien

5.22.1 Chronische lymphatische Leukämie (CLL) (D 9)

Vorwiegend bei älteren Erwachsenen.

- o Bei der Aspiration erhält man selten Knochenmarkbröckel, meist nur Knochenmarkblut aus der Kanüle, obgleich das Knochenmark mit Zellen angereichert ist.
- o Knochenmarkausstriche: fettarm, manchmal reichlich Erythrozyten.
- • Retikulum: Im Vordergrund stehen massenhaft Knochenmark-B-Lymphozyten mit retikulärer netziger Kernstruktur. Wanderformen, Prolymphozyten und Lymphoblasten sind selten, aber regelmäßig vorhanden. Etwa 20% der Zellen sind PAS granulär positiv, über 80% diffus oder granulär α-NA-Esterase positiv. Fast keine Mitosen (Mitoseindex unter 1‰).
Plasmazellen sind immer vermindert, sonst besteht Verdacht auf M. Waldenström (s, 5.24.2).
- o $\frac{G}{E}$ Index: etwa normal.
- • Granulozytopoese: mehr oder weniger verdrängt, rechtsverschoben.
- • Erythrozytopoese: mehr oder weniger verdrängt.
Häufig finden sich Megaloblastoide und Megaloblasten als Ausdruck eines sekundären Vitamin-B_{12}-Mangels.
- • Thrombozytopoese: mehr oder weniger verdrängt.

Cave: Ersatz des Fettgewebes langer Röhrenknochen durch hämatopoetisches Gewebe und extramedulläre Hämatopoese in Milz und Leber (durch Ferrokinetik erfaßbar).

- Blutbild: Anämie unter 11 g% Hb gilt als Indikation zur zytostatischen Behandlung, eine Thrombozytopenie ebenfalls.
  Lymphozyten meist über 80%.
  Gumprechtsche Kernschatten sind als Differentialdiagnostikum im Blutbild von Wert.
  Aleukämische chronische Lymphadenosen sind bekannt und werden aus der Lymphknoten- oder Milzhistologie diagnostiziert.

  Cave: Kinder haben normalerweise einen großen Relativanteil Lymphozyten im Blutbild.
  Das Blutbild einer chronischen lymphatischen Leukämie muß bei Kindern gegen die benigne *infektiöse Lymphozytose* abgegrenzt werden. Sie hat eine virale Genese, kann symptomlos oder mit Lymphknotenschwellungen einhergehen.

- Differentialdiagnose: M. Waldenström u. a. kleinzellige leukämische Lymphomen vom B-Zell-Typ (s. 5.24.2 und 5.23.1). Hier helfen das Blutbild mit den vermehrten Knochenmarklymphozyten mit Gumprechtschen Kernschatten und die Zytochemie weiter.
  Zur Abgrenzung gegen T-Zell-Leukämien und leukämische Lymphome können B-Zellen der CLL immunfluoreszenzmikroskopisch durch poly- und monovalente Immunglobuline G und durch Mauserythrozyten-Rosetten charakterisiert werden. Die Lymphozyten der CLL wie der nächsten beiden Entitäten und der kleinzelligen Lymphome (s. 5.23.1 und 5.23.2) sind durch unspezifische Mitogene kaum stimulierbar.
  Lymphatische Reaktionen mit mäßiger Leukozytose im Blut und im Knochenmark können jahrelang andauern, ohne daß sich das Vollbild einer chronischen lymphatischen Leukämie entwickelt.
  Ein Herd von einigen Tausend Lymphozyten ist keine beginnende Lymphadenose, vielmehr ein zufällig getroffener Lymphonodulus im normalen Knochenmark, der in 3% der Ausstriche vorkommt, bei Immunerkrankungen häufiger.
  Das *Immunozytom* ist nur durch die Lymphknoten-Histologie von der B-Zell-CLL abgrenzbar.

5.22.2 Haarzell-Leukämie

Im Vordergrund steht der Milztumor bei jugendlichen Erwachsenen mit relativ gutem Allgemeinbefinden.

- Im Knochenmark wird das Bild beherrscht von nicht ganz kleinen Lymphozyten, die relativ viel schwach basophiles Zytoplasma haben. Manchmal ist es ausgefranst und hat damit den Zellen ihren Namen gegeben. Sie haben B-Zell-Rezeptoren, phagozytieren aber und haben andere Eigenschaften der Monozyten (Fc-Receptoren), so daß sie wie die Lymphoidzellen der Mononukleose (s. 5.20.1) zwischen den Prolymphozyten und Monozyten anzusiedeln sind.
  Ihre wichtigste zytochemische Eigenschaft ist die selten durch Tartrat hemmbare saure Phosphatase in 60% der Lymphozyten, die α-NA-Esterase positiv und PAS negativ sind.
- Granulozyto-, Erythrozyto- und Thrombozytopoese vermindert.
- Im Blut kommen die Haarzellen bis zu 90% vor, meistens auch eine Anämie.

○ Differentialdiagnose: Die Abgrenzung von der Prolymphozyten-Leukämie (5.22.4) ist auch zytochemisch schwierig (Lennert 1978).

5.22.3 T-Zell-Leukämie

5.22.3.1 T-Zell-Leukämie im engeren Sinne wird von der viel häufigeren B-Zell-Leukämie (s. 5.22.1), die in 80% der kleinzelligen chronischen Leukämien vorliegt, nur durch ihre Oberflächeneigenschaften abgegrenzt, die den Zellen erlauben, mit Neuraminidase behandelten Schaferythrozyten-Rosetten zu bilden. Zytochemisch sind sie zu über 90% saure Phosphatase positiv (auch saure Esterase positiv).

5.22.3.2 Sézary-Syndrom eine Hauterkrankung wie der verwandte Mycosis fungoides [buntes Bild ähnlich T-Zonen-Lymphom (s, 5.22.3.3)] ist charakterisiert durch stark eingekerbte Kerne. Auch zweikernige Lymphozyten mit T-Zell-Eigenschaften können im Blut vorkommen.

5.22.3.3 T-Zonen-Lymphom ist ein Lymphom mit T-Zellen. Das Knochenmark wird selten befallen, im Blut kommen sowohl Lymphopenie als auch die pathologischen Lymphozyten vor. Meistens findet sich eine, oft exzessive, Eosinophilie. Das Zellbild des Lymphknotens ist bunt mit polymorphen Lymphozyten, atypischen Plasmazellen und Eosinophilen. Charakteristisch sind sudanophile Vakuolen in einigen Lymphozyten und -blasten. Viele sind saure Phosphatase positiv, PAS ist in einigen Zellen vorhanden, α-NA-Esterase nie. Viele Histiozyten sind alkalische Phosphatase positiv.
○ Differentialdiagnose: Lymphogranulomatose (s. 5.20.2) oder reaktive Lymphadenitis Piringer-Kuschinka (diese ohne Knochenmarkbefall).

5.22.4 Prolymphozyten-Leukämie

Meist bei älterne Männern mit großem Milztumor.
○ Im Knochenmark Vermehrung von Prolymphozyten (s. 3.3.2), meist schon mit deutlichem Nukleolus trotz noch verwaschener oder grobnetziger Kernstruktur, aber mit dem breiteren Zytoplasma. Selten als T-Zell-, meist eine B-Zell-Prolymphozyten-Leukämie, die PAS positiv ist.

5.22.5 Akute Lymphoblasten-Leukämie (ALL)
5.22.5.1 O-Zell-ALL
5.22.5.2 B-Zell-ALL
5.22.5.3 T-Zell-ALL
○ Knochenmarkpunktat: selten in großen Bröckchen zu gewinnen, meist sehr fein verteilt, gelegentlich nur Knochenmarkblut.
○ Knochenmarkausstriche: von sehr verschiedener Zelldichte, fettarm.
● Retikulum: Die Lymphoblasten beherrschen das Knochenmarkbild. Sie zeichnen sich aus durch:
a) mehr und schwächer basophiles Zytoplasma als die Myeloblasten,
b) oft einen stärker netzig strukturierten Kern mit einem großen Nukleolus,
c) Peroxydase-Negativität,
d) die B-Zell-ALL hat PAS positive polymorphe grobe Granula oder Schollen im Zytoplasma und eine höchstens schwach positive α-NA-Esterase-Reaktion.

e) Die T-Zell-ALL hat in vielen Blasten eine granuläre Reaktion von saurer Phosphatase am Zytozentrum,

f) die O-Zell-ALL entspricht zytochemisch und morphologisch der AUL (s. 5.12.1); vielleicht ist eine immundiagnostische Unterscheidung mit Antigenen (Common-ALL-Antigen und diverse Subtypen) demnächst möglich.

Der Mitoseindex ist sehr niedrig (mittlerer Mitoseindex 4,2‰), aber höher als bei der chronischen Lymphadenose.

o $\frac{G}{E}$ Index: etwa normal.

● Granulozytopoese: mehr oder weniger vermindert.
● Erythrozytopoese: mehr oder weniger vermindert.
Häufig finden sich Megaloblastoide und Megaloblasten als Ausdruck eines sekundären Vitamin-B_{12}-Mangels.
● Thrombozytopoese: mehr oder weniger vermindert.
o Blutbild: enthält 50% und mehr Lymphoblasten.
Leukopenie, auch aleukämische Verläufe kommen vor.
Meistens Anämie und Thrombozytopenie.
o Differentialdiagnose: a) Mononukleose (M. Pfeiffer) (s. 5.20.1); b) die Blasten-Krise bei CML kann sowohl eine ALL (s. 5.22.5.1) als auch eine AML (s. 5.12.2) sein.

Cave: Die ALL ist schwer von einigen Myeloblasten-Leukämien abzugrenzen, wird aber mit anderen Zytostatika-Kombinationen behandelt und hat eine weit bessere Prognose. Lymphoblasten-Leukämien kommen fast nur bei Kindern und Greisen vor, haben meist größere Lymphknotenpakete und einen größeren Milztumor als die Myeloblasten-Leukämien. Die T-Zell-ALL geht häufig mit einem Thymom einher.

5.23 *Maligne Non-Hodgkin-Lymphome*

Sie befallen das Knochenmark häufiger als der M. Hodgkin und zeigen damit ihre Generalisierung auf (Stadium IV), auch wenn sie keine pathologischen Zellen ins Blut ausschütten als leukämische Verlaufsformen. Die typisch leukämischen malignen Lymphome sind unter 5.22 abgehandelt.
Der M. Waldenström als Subtyp des Immunozytoms, der vorwiegend das Knochenmark befällt, und das Plasmozytom sind unter 5.24 als typische B-Zell-Erkrankungen des Knochenmarkes zusammengefaßt.

5.23.1 *Zentrozytom (früher lymphozytäres Lymphsarkom)*

Vorwiegend bei älteren Männern mit Milztumor.
Die Zentrozyten mit Oberflächen-Rezeptoren für IgG-Subtypen sind die B-Zellen der Lymphknoten-Follikelzentren. Im Serum ist das IgG erniedrigt.
o Das Knochenmark ist im relativ häufigen Stadium IV befallen: dann herrscht ein uniformer Typ kleiner oder mittelgroßer Zellen vor, die Zentrozyten. Sie haben z. T. unregelmäßig begrenzte oft gekerbte (cleaved) Kerne mit feiner netziger und hellerer Kernstruktur als die Knochenmarklymphozyten und bis zu drei kleine Nukleolen. Das Zytoplasma ist sehr hellbasophil oder fehlt. Mitosen

sind relativ häufig. Eine Durchsetzung der Ausstriche mit Kernschatten als Zeichen der Vulnerabilität ist charakteristisch.
- Die Zentrozyten sind PAS- und α-NA-Esterase negativ, schwach saure Phosphatase positiv.
- Das Blutbild zeigt nur bei leukämischer Verlaufsform die charakteristischen Zentrozyten, die Rezeptoren für Ig-Subfraktionen haben. Anämie oder Thrombozytopenie kommen vor. Übergang in ein hochgradig malignes Lymphom ist selten.
- Differentialdiagnose: Die CLL (s. 5.22.1) erscheint im Knochenmark polymorpher durch das Vorkommen von Prolymphozyten und Lymphoblasten.
Die Abgrenzung gegen kleinzellige ALL (s. 5.22.5.) oder Prolymphozyten-Leukämie (s. 5.22.4) gelingt mit der PAS-Reaktion, gegen eine kleinzellige AMoL (s. 5.21.1) mit der α-NA-Esterase-Reaktion.

Cave: Auch beim polymorphen und beim lymphoplasmozytoiden Immunozytom (nach Lennert) kommen viele Zentrozyten vor. Beim *Immunozytom* sind die Lymphozyten PAS- und α-NA-Esterase positiv und freie PAS-Kugeln sind als Ausdruck der Immunglobulin-Sekretion typisch.

5.23.2 *Zentroblastisch-zentrozytisches Lymphom (cB/cC)*, früher M. Brill-Symmers, großfollikuläres Lymphom ist das häufigste maligne Non-Hodgkin-Lymphom. Besonders bei erwachsenen Frauen.
Im Lymphknoten zeichnet es sich histologisch durch Tertiärfollikel aus. Im Ausstrich geht die Gewebestruktur verloren.
- Aus dem Knochenmark ist die Diagnose kaum zu stellen. Lymphonoduli und Histiozyten können vermehrt sein.
Das für den Lymphknoten typische zytologisch bunte Bild wird nicht gesehen: kleine und mittelgroße Zentrozyten und große Zentroblasten sind gemischt mit Lymphozyten und den typischen Kernschatten mit polymorpher Oberfläche. Daneben kommen Zytoplasma-Absprengungen = Clasmatozytose = shedding (engl.) vor. PAS positive Einschlüsse als Ausdruck der Ig-Synthese zeigen sich histologisch im Zytoplasma oder im Kern. Im Ausstrich jedoch ist die PAS-Reaktion negativ, α-NA-Esterase negativ, saure Phosphatase schwach positiv. Wenige Mitosen.
- Im Blutbild kommt es bei fortgeschrittener Erkrankung zur Panzytopenie. Selten (13%) ist eine leukämische Variante mit Ausschüttung von Zentrozyten und Zentroblasten ins Blut.
Die Prognose ist besser als die des Immunozytoms oder des Zentrozytoms. Jedoch geht das cB/cC in 40% der Fälle in ein Zentroblastom, hierbei ähnlich dem Hodgkin-Sarkom, oder in ein Immunoblastom (mit hohem Malignitätsgrad) über. Kombinationen mit M. Hodgkin, mit Tuberkulose und mit Karzinom sind nicht selten (12%).

Cave: Lues, PCP u. a. chronischen Infekten verursachen ähnliche Veränderungen der Lymphknotenstruktur.

5.23.3 *Zentroblastom* (früher Retikulosarkom), es gehört wie die beiden nächsten Entitäten zu den großzelligen, hochgradig malignen Lymphomen. Knochenmarkbefall ist relativ häufig als Stadium IV.

Die mittelgroßen bis großen Zellen sind recht gleichförmig: Sie enthalten große netzig strukturierte helle Kerne mit mehreren großen, typisch randständig liegenden Nukleolen und einen sehr schmalen mittelblauen Zytoplasmarand, selten mit kleinen Vakuolen.
Sie sind PAS negativ, α-NA-Esterase negativ und schwach saure Phosphatase positiv.
Dazwischen liegen anaplastische = anisozytotische Zentrozyten. Immunoblasten (s. 3.3.4) kommen vor.
o Im Blutbild sind die Zentroblasten nur selten zu finden, dafür Anämie und Thrombopenie häufiger.

Cave: Die Abgrenzung gegen Zentrozytom, besonders dem anaplastischen, ist problematisch.

5.23.4 Lymphoblastome; bei Kindern und Alten. Sie werden eingeteilt in:

5.23.4.1 Burkitt-Tumor bei afrikanischen Kindern hervorgerufen durch das Epstein-Barr-Virus, tritt im Hals-Kieferbereich auf.

5.23.4.2 Anderes B-Zell-Lymphoblastom selten aleukämisch, auch besonders bei Kindern.
Im Knochenmark kommen viele Lymphoblasten vor. Sie haben mittelgroße Kerne (kleiner als die der Histiozyten) mit feinnetziger Struktur und gut erkennbaren Nukleolen. Im schwach bis mittelstark basophilen Zytoplasma kommen häufig sudanophile Vakuolen vor, außerdem Clasmatozytose. Es ist granulär und schollig PAS positiv, saure Phosphatase schwach positiv und α-NA-Esterase negativ. Nur beim Burkitt-Tumor (s. 5.23.4.1) kommen zusätzlich als Charakteristikum die Sternhimmelzellen vor, große phagozytierende Histiozyten, stark α-NA-Esterase und stark saure Phosphatase positiv.
Wenn die B-Lymphoblasten auch im Blut gefunden werden, handelt es sich um die B-Zell-ALL (s. 5.22.5.2) mit schwerer Anämie und mit Thrombopenie.

Cave: Auch die Erythrämie (s. 5.15.1) hat große granulär und schollig PAS positive Blasten.

5.23.4.3 T-Zell-Lymphoblastom kann nicht im Knochenmark vorkommen, aber im Thymus.
Die T-Lymphoblasten haben eine wellige (convoluted) Kernoberfläche, fein disperse helle Chromatinstruktur mit einem kleinen Nukleolus und Anisozytose. Der Zytoplasmasaum ist äußerst schmal, basophil mit viel saurer Phosphatase am Zytozentrum und reagiert mit Schaferythrozyten zu EAC-Rosetten. PAS kann auch fokal nachgewiesen werden und saure Esterase, während α-NA-Esterase, Peroxydase und alkalische Phosphatase immer negativ sind.

5.23.4.4 Undifferenziertes oder O-Zell-Lymphoblastom ist die Stammzell- oder O-Zell-Leukämie der Kinder und Jugendlichen, selten bei Erwachsenen (s. 5.12.1, 5.22.5.1 und Tabelle 5).
Als Lymphoblastom wird es klassifiziert, wenn keine leukämische Verlaufsform vorliegt, d. h. wenn keine Zellen ins Blut ausgeschüttet werden. Das kommt nur sehr selten dauerhaft vor und bessert die Prognose kaum.

5.23.5 *Immunoblastom*, früher Retothelsarkom, das histiozytische Lymphom Rappaports (1966).
Sehr selten leukämisch, d. h. im Blut nur durch Anreicherungsverfahren zu erkennen, aber wie die anderen hochmalignen Lymphome (s. 5.23.3 und 5.23.4) durch unspezifische Mitogene verstärkt stimulierbar (Boll 1979). Vorwiegend werden alte Menschen befallen.
Bei Generalisierung, Stadium IV, kommt das typische anaplastische Zellbild
o auch im Knochenmark (20%) vor:
Mittelgroße und große, hell- oder dunkelbasophile Immunoblasten (s. 3.3.4) mit großen hellen netzigen Kernen und großen bis riesigen Nukleolen (dadurch den Histiozyten ähnlich) verursachen die Anisozytose und Polychromasie; nackte Kerne und Mitosen sind häufig. Oft liegen die riesigen polymorphen Immunoblasten im zellarmen Ausstrich, dazwischen Erythrozyten, phagozytierende Histiozyten, Plasmoblasten und Kerntrümmer. Epitheloidzellen (s. 5.20.1) und Fasern können vorkommen.
Die meisten Immunoblastome bestehen aus B-Zellen, d. h. sie sind granulär PAS positiv, nur wenige sind T-Immunoblastome, die mit saurer Phosphatase positiv reagieren. Sie können aus der T-CLL (s. 5.22.3) entstehen. Auch die B-Immunoblasten können in den sekundären Lysosomen (groben Granula) saure Phosphatase enthalten. α-NA-Esterase positiv sind nur die dazwischen liegenden phagozytierenden Retikulumzellen.
o Im Blut finden sich häufig Leukopenie, Anämie und Thrombopenie. Sehr selten kommen Blasten im Blut vor: leukämisches Immunoblastom.
o Differentialdiagnose: polymorphes Immunozytom kann ähnlich aussehen. Übergänge zum Zentroblastom sind häufig. Das *angio-immunoblastische Lymphom* (AILD) = Lymphogranulomatosis X = Lennerts Lymphom kann in das Immunoblastom übergehen (Nathwani u. Rappaport 1978).
Metastasen von großzelligen anaplatischen Karzinomen (s. 5.25) mit ihren entrundeten, grob netzig strukturierten Kernen können ebenso wie die des Schminke-Tumors (das Nasopharyngeal-Karzinom mit positivem Epstein-Barr-Virus-Titer), des Melanoms und des Seminoms aussehen.
Die Abgrenzung gegen das aleukämische Monoblasten-Sarkom (s. 5.21.6) gelingt durch dessen α-NA-Esterase-Positivität.

5.24 **Plasmozytom und M. Waldenström (D 8 und D 7)**

5.24.1 *Plasmozytom (= multiples oder diffuses Myelom)* durch Überwiegen der langlebigen, sekretorischen IgA, IgG oder leichte Ketten produzierende Knochenmarkplasmazellen.
Hohe Blutsenkungsgeschwindigkeit schon in der ersten Stunde. Paraproteine sind im Serum und Urin nicht immer nachweisbar. Zwischen dem Zelltyp des Plasmozytoms und den Paraproteinen im Serum besteht keine Korrelation. Monoklonale Gammopathien können auch reversibel vorkommen (s. Differentialdiagnose).
o Knochenmarkpunktat: sedimentiert meistens im Röhrchen.
o Knochenmarkausstriche: zellreich, nur nach zytostatischer Therapie zellarm.
• Retikulum: Das Knochenmark wird beherrscht von – häufig atypischen – Marschalko-Plasmazellen und/oder Plasmoblasten. Es gibt auch Plasmozytome

mit Paraproteinen, die kleine lymphoide Retikulumzellen statt Plasmazellen im Knochenmark – oft in rasenartiger Besiedelung – aufweisen oder Mischformen mit Plasmazellen. Typenwandel der Morphologie, häufig zu Knochenmarklymphozyten, unter zytostatischer Therapie kommt vor, ohne daß die Prognose sich bessert. Sind über 8% aller Knochenmarkzellen Plasmazellen, liegt wahrscheinlich ein beginnendes Plasmozytom vor. Die Vermutung wird durch Atypien und das Vorkommen von Plasmoblasten gestützt, Mehrkernige sind häufig. Die PAS-Reaktion und die α-NA-Esterase sind verstärkt. Speicherung von Proteinkugeln in den Plasmazellen (Mottzellen) und von kristalloiden Eiweißstrukturen gehören zu den seltenen Vorkommnissen. Ebenso flammende Plasmazellen mit rotgefärbtem Zytoplasma, die wie Mottzellen auch bei reaktiven Plasmozytosen auftreten können.

Cave: Etwa ein Drittel der gesicherten Plasmozytome ergibt im Sternal- oder Beckenkammpunktat keine Plasmazellvermehrung. Sind Knochenauftreibungen vorhanden, kann die Diagnose durch deren Punktion gesichert werden, andernfalls nur durch die Blutsenkungserhöhung und den Nachweis von Paraproteinen im Serum oder Urin. Hier handelt es sich offensichtlich um lokal oder multipel, nicht diffus wachsende Plasmozytome. Die Prognose des multiplen Myeloms oder gar des unilokulären ist besser als die des diffus wachsenden.

Mittlerer Mitoseindex der Plasmozytom-Zellen $2,3^0/_{00}$ (Mitoseindex der normalen Plasmazellen unter $1^0/_{00}$).

o $\frac{G}{E}$ Index: etwa normal.
- Granulozytopoese: mehr oder weniger verdrängt, rechtsverschoben.
- Erythrozytopoese: mehr oder weniger verdrängt, normal verteilt, gelegentlich Megaloblasten.
- Thrombozytopoese: mehr oder weniger verdrängt.

Cave: Ersatz des Fettgewebes langer Röhrenknochen durch hämatopoetisches Gewebe und extramedulläre Hämatopoese in Milz und Leber kann auch bei durchgehender Besiedelung des Punktats aus rotem Knochenmark die Blutbildung aufrechterhalten.

o Blutbild: Anämie unter 10 g%, Thrombopenie sind ebenso wie Knochendestruktionen und -schmerzen eine Indikation zur zytostatischen Therapie.
Nur selten kommt es im Fortgang des Krankheitsverlaufs zur Ausschwemmung vieler Plasmazellen ins Blut = *Plasmazellen-Leukämie,* die auch primär auftreten kann. Im Leukozytenkonzentrat allerdings lassen sich meistens Plasmazellen nachweisen.

Cave: Die Plasmazellen der Plasmazellen-Leukämie haben nichts mit den sog. Blutplasmazellen zu tun, die den stimulierten Lymphozyten und Immunoblasten ähneln und auch bei Virusinfekten, insbesondere der infektiösen Mononukleose, aus dem lymphatischen Gewebe ins Blut gelangen.
Mottzellen kommen auch bei Mangel an saurer Maltese mit Muskeldystrophie *(M. Pompe)* vor (Pralle et al. 1974).

o Differentialdiagnose: Eine Vermehrung von Plasmazellen (plasmazelluläre Reaktion oder *reaktive Plasmozytose*) oder von Knochenmarklymphozyten kann bei idiopathischer Paraproteinämie, bei Amyloidose und bei symptomatischer Paraproteinanämie (chronischen, insbesondere rheumatischen Infekten, Tuberkulose, Hakenwürmern, Leberzirrhose) und auch als sekundäres Tumorzeichen vorkommen. Die normalen Plasmazellen liegen typischerweise um die Kapillaren angeordnet. Phagozytierende Retikulumzellen und Gewebsmastzellen sind bei reaktiven Veränderungen ebenfalls vermehrt.

5.24.2 M. *Waldenström* (= lymphoplasmozytisches Immunozytom nach Lennert). Entstehung durch Überwiegen der sekretorischen IgM oder schwere Ketten produzierende B-Lymphozyten.
Hohe Blutsenkungsgeschwindigkeit, Vorkommen von Makroglobulinen und hohem IgM im Serum.

o Knochenmark: Es kommen stark gehäuft kleine, nacktkernige Knochenmarklymphozyten, manchmal mit gekerbtem Kern als Zentrozyten, manchmal mit breiterem, hellbasophilem Zytoplasmasaum, seltener große, manchmal epitheloidzellähnliche Retikulumzellen vor (lymphatische oder retikuläre Markmetaplasie). Plasmazellen und Gewebsmastzellen sind vermehrt.
Die normale Hämatopoese ist noch leidlich erhalten.

o Die Knochenmark-Lymphozyten sind α-NA-Esterase granulär positiv und häufig auch im Kern PAS positiv. PAS-Granula und -Schollen sind pathognomonisch als Ausdruck der IgM-Produktion, auch kristalline Strukturen und Russell-Körperchen sind PAS positiv. Ebenso freie PAS-Kugeln als Zeichen der IgM-Sekretion.

o Im Blutbild können sich alle möglichen atypischen mononukleären Zellen (AMZ) finden wie Lymphoidzellen, kleine Retikulumzellen, Blutplasmazellen. Die Segmentkernigen sind toxisch granuliert.
Anämie und Thrombopenie erfordern Therapie.

o Differentialdiagnose: Das Zentrozytom (s. 5.23.1) und die chronische lymphatische Leukämie (s. 5.22.1) haben weniger Plasmazellen und keine Gewebsmastzellen im Knochenmark. Wichtiger ist das Fehlen der Makroglobuline, bei der CLL sogar ihre Verminderung. Das polymorphe sowie das lymphoplasmozytoide Immunozytom (nach Lennert) zeigen keine Makroglobulinämie, keinen Knochenmarkbefall und eine schlechtere Prognose.

Die *Schwere-Ketten-Krankheit* (heavy chain disease) ist im Knochenmark nur durch Makrophagen, gefüllt mit PAS positiven Kristallen, abzugrenzen (Lennert 1964).

5.25 *Knochenmark-Karzinose*

Karzinomzellen können als fremde Zellen das Knochenmark flächenhaft besiedeln, in größeren oder kleineren Verbänden oder einzeln vorkommen. Bei Karzinomverdacht müssen mehrere Ausstriche meanderförmig durchmustert werden. Durch teilweise nekrotische und durch den Ausstrich lädierte Metastasen kann ein „leeres Mark" vorgetäuscht werden.
Die Tumorzellen fallen durch große ovale oder unregelmäßig geformte Kerne von auffällig netziger Struktur, oft mit Nukleolen, auf, die in keine Reihe der Hämatopoese einzuordnen sind. Einzeln liegend haben sie meist einen schmalen,

schwach basophilen Zytoplasmasaum. Häufiger liegen die Kerne im Verband oder im Symplasma, oder das Zytoplasma ist gar nicht zu erkennen. Ein Mikroverband reicht für die Diagnose Knochenmark-Karzinose aus, eine einzelne Tumorzelle sollte nur zu weiterem Suchen anspornen. Ihr Zytoplasma ist PAS positiv, α-NA-Esterase negativ, Mitosen sind selten.

Osteoblasten oder Osteoklasten können bei osteoblastischen bzw. -klastischen Metastasen vorkommen.

Als sekundäre Tumorzeichen im Knochenmark werden Plasmazell-, Eosinophilen- und Megakaryozyten-Vermehrung mit vielen nackten Kernen beschrieben, ebenso Sideromakrophagen.

Ausgedehnte Besiedelung des Knochenmarkes führt, wenn viele Knochen befallen sind, im Blut zur Panzytopenie und zur hämorrhagischen Diathese.

o Blutbild: Leukozytose oder Leukopenie.
Meist normochrome Anämie oft mit Retikulozytose,
Thrombozytose oder Thrombozytopenie.
Im Ausstrich kommen basophile Punktierung, Polychromasie, Erythroblasten, Linksverschiebung der Granulozyten und Lymphopenie vor.
Der alkalische Leukozytenphosphatase-Index soll erniedrigt sein (Lefkowitz 1977).

Cave: chronischer Infekt.

Literaturverzeichnis

Monographien

Begemann H (1970) Klinische Haematologie. Thieme, Stuttgart
Begemann H, Rastetter J (1978) Atlas der klinischen Haematologie, 3. Aufl. Springer, Berlin Heidelberg New York
Bessis M (1973) Living blood cells and their ultrastructure. Springer, Berlin Heidelberg New York
Boll I (1966) Granulocytopoese unter physiologischen und pathologischen Bedingungen. Springer, Berlin Heidelberg New York
Boll I (1976) Granulozytopoese. In: Begemann H (Hrsg) Handbuch der Inneren Medizin Bd II/3 Leukozytäres und retikuläres System I. Springer, Berlin Heidelberg New York, S 193–360
Dougherty WM (1971) Introduction to hematology. Mosby, St. Louis
Hayhoe FGJ, Flemans RJ (1969) Atlas der haematologischen Cytologie. Springer, Berlin Heidelberg New York
Heckner F (1978) Leitfaden der Blutzellkunde, 4. Aufl. Urban & Schwarzenberg, München Berlin
Heilmeyer L (Hrsg) (1968) Blut und Blutkrankheiten. In: Handbuch der Inneren Medizin, Bd II/1–2, Springer, Berlin Heidelberg New York
Heilmeyer L, Begemann H (1951) Blut und Blutkrankheiten. In: Bergmann v G, Frey W (Hrsg) Handbuch der Inneren Medizin, 4 Aufl, Bd II Springer, Berlin Göttingen Heidelberg
Heilmeyer L, Hittmair A (Hrsg) (1957–1969) Handbuch der gesamten Haematologie. Bd I–IV. Urban & Schwarzenberg, München Berlin
Israels MCG (1966) An atlas of bone marrow pathology. Heinemann, London
Leder L-D (1967) Der Blutmonocyt. Springer, Berlin Heidelberg New York
Lennert K (1964) Pathologie der Halslymphknoten. Springer, Berlin Heidelberg New York
Lennert, K (1978) Malignant Lymphomas. Springer, Berlin Heidelberg New York
McDonald GA, Dodds TC, Cruickshank B (1972) Atlas der Hämatologie. Thieme, Stuttgart
Metcalf D, Moore MAS (1971) Haematopoietic Cells. North Holland Pub Co., Amsterdam London
Queißer W (1978) Das Knochenmark. Thieme, Stuttgart
Rappaport H (1966) Tumors of the hematopoietic system. In: Atlas of tumor pathology, Sec III/Fasc 8. Armed forces institute of pathology, Washington D.C. pp 1–442
Riesen I, Albrecht M (1957) Einführung in die Zelldiagnostik des menschlichen Knochenmarkes und Blutes für medizinisch-technische Assistentinnen und Studierende. de Gruyter, Berlin
Rind HJ (1960) Atlas der Phasenkontrasthaematologie. Akademie-Verlag, Berlin
Rohr H (1960) Das menschliche Knochenmark. Thieme, Stuttgart
Schulten H (1953) Lehrbuch der klinischen Haematologie, 5. Aufl Thieme, Stuttgart
Siebert WW (1950) Klinische Haematologie. Urban & Schwarzenberg, Berlin München
Silver RT (1970) Morphology of the blood and marrow in clinical practice. Grune & Stratton, New York London
Stobbe H (1970) Haematologischer Atlas, 3. Aufl. Akademie Verlag, Berlin

Undritz E (1972) Haematologische Tafeln Sandoz, 2. Aufl. Sandoz AG. Nürnberg
Wintrobe MM (1967) Clinical hematology. Lea & Febiger, Philadelphia

Schrifttum

Albrecht M (1966) „Gaucher-Zellen" bei chronisch myeloischer Leukämie. Blut XIII: 169

Albrecht M (1970) Vergleichende Untersuchungen an atypischen Megacaryocyten bei Blutkrankheiten und an embryonalen Megacaryocyten. In: Lennert K, Harms D (Hrsg) The Spleen. Springer, Berlin Heidelberg New York

Astaldi G, Toentino P, Sacchetti C, Nonato MG (1951) Recherches sur la formation et pélimination des érythrocytes dans la thalassémie minime. Acta haemat (Basel) 5: 270

Aust G (1968) Phasenkontrastmikroskopische Verlaufsbeobachtungen an Plasma- und Plasmocytomzellen. Diss., Berlin

Aust Ch, Boll I (1974) Entwicklung von Di Guglielmo-Syndromen aus chronischen myeloischen Leukämien. Blut 28: 245

Bartelheimer H, Schmitt-Rohde JM (1957) Die Biopsie des Knochens als differentialdiagnostische klinische Methode. Klin Wochenschr 35: 429

Blume RS, Bennet JM, Wolff, RA, Wolff SM (1968) Defective granulocyte regulation in the Chediak-Higashi syndrome. N Engl. J Med 279: 1009

Bock HE (1939) Das Haemomyelogramm. Klin Wochenschr 18: 1565

Böttcher D, Maas D, Wendt F, Schubothe H (1970) Die Anaemie durch Erythroblastopenie im Erwachsenenalter. Klin Wochenschr. 48: 96

Boll I (1968) Das Zellbild der akuten Leukaemie im Blut und Knochenmark. VISUM 1: 20

Boll I (1970) Das Knochenmark beim Milztumor und seine Kinetik nach dem Verhalten in der 3-Tage-Kultur. In: Lennert K. Harms D (Hrsg) The Spleen. Springer, Berlin Heidelberg New York, S 355

Boll I (1974) Histozytose, ein seltener Knochenmarkbefund bei einer Erwachsenen. Zytochemische und phasenoptisch kinetische Untersuchungen. Folia Haematol (Leipzig) 101

Boll I (1977) Zellkinetik der Haemoblastosen. Lab Med 1: 8

Boll I. T. M. (1979) Serum factors influencing human granulocytopoietic proliferation in clot cultures. Exp Hematol 7: 3

Boll I, Mersch G (1968) Morphologische Untersuchungen zur Proliferationskinetik der normalen und pathologischen Erythropoese in vitro. Blut XIX: 193

Boll I, Wujanz G (1969) Die alkalische Leukocytenphosphatase bei der Diagnose der akuten Hepatitis. Dtsch Med Wochenschr 94: 318

Boll I, Heyer B, Düring G, Schariot G, Schweihofer E, Bruns H (1970) Quantitative Ermittlung des Fermentgehaltes und der PAS-positiven Substanzen von Knochenmarkzellen in vivo und in vitro (Sauere und alkalische Phosphate. alpha-Naphthylacetat-Esterase, Peroxydase und PAS-Reaktion in der 3-Tage-Knochenmark-Koagulumkultur). Klin Wochenschr 38: 1233

Boll ITM, Mersch GFM, Mersch F (1970) Morphological aspects of the kinetically inactive neutrophilie granulocytopoiesis. Proc Soc Exp Biol Med 135: 188

Boll I, Wächter v R, Meyer-Burg J (1972) Akute Erythroblastose des Erwachsenen (M. Di Guglielmo). Klin Wochenschr 50: 517

Boll I, Koeppen K-M, Domeyer C (1979) Beurteilung der zellulären Immunität maligner Lymphome durch morphologische Auswertung von Antigen-stimulierten Blutkulturen. In: Stacher A (Hrsg) Lymphknotentumoren. Urban & Schwarzenberg, München Berlin, S 127–132

Borsai G, Szentkiralji I, Metz OB (1969) Chediak-Steinbrinck-Anomalie. Blut XIX: 482

Burkhardt R (1966a) Präparative Voraussetzungen zur klinischen Histologie des menschlichen Knochenmarks. I. Methodische Untersuchungen zur Acrylateinbettung größerer lipidreicher Gewebsproben. Blut XIII: 337

Burkhardt R (1966b) Präparative Voraussetzungen zur klinischen Histologie des menschlichen Knochenmarks. II. Ein neues Verfahren zur histologischen Präparation von Biopsien aus Knochenmark und Knochen. Blut XIV: 30

Burkhardt R (1970) Histologische Verlaufbeurteilung bei Polycythaemie. In: Lennert K, Harms D (Hrsg). The Spleen. Springer, Berlin Heidelberg New York

Castrillón-Oberndorfer WL (1968) Differentialdiagnose zwischen Polycythaemia rubra vera und Erythrozytose (Polyglobulie). Med Klin 63: 1879

Claus D (1968) Die Bestimmung der absoluten Zellzahl von Knochenmarkaspiraten. Diss., Berlin

Dameshek W (1969) The Di Guglielmo syndrome revisited. Blood XXXIV: 567

Fiebelkorn D (1972) Die Sudanschwarz B-Färbung in der Knochenmark-Kultur. Diss., Berlin

Finch CA (1968) Protein deficiency and anaemia. XII. Congr Int Soc Hemat New York (Plenar Session Paper), p 154

Finkel HE, Mitus WJ (1968) Gelatinous degeneration of the bone marrow. XII. Congr Int Soc Hemat New York (abstr), p 145

Fliedner TM, Thomas ED, Fache, I, Thomas D, Cronkite EP (1964) Pattern of regeneration of nitrogen-mustard treated marrow after transfusion into lethally irradiated homologous recipients. Colloque du Centre National de la Recherche Scientifique sur la greffe des hématopoiétiques allogéniques. Sept. 1964

Franzén S, Strenger G, Zajicek J (1961) Microplanimetric studies on megacaryocytes in chronic granulocytic leukaemia and polycythaemia vera. Acta haemat 26: 182

Gasser C (1960) Aplasie der Erythropoese (Erythroblastopenie). In: Heilmeyer L, Hittmair A (Hrsg) Handbuch der gesamten Haematologie. Bd III. Urban & Schwarzenberg. Berlin München, S 298

Gavosto F, Pileri A, Gabutti V, Masera P (1967) Cell population kinetics in human acute leukemia. Eur. J Cancer 3: 301

Ghitis J, Vitale JJ (1963) Anemias of protein malnutrition. Postgrad Med 34: 300

Green D, Battifora HA, Smith RT, Rossi EC (1971) Thrombocytopenia in Gaucher's Disease. Ann Intern Med 74: 5

Hashimoto M (1963) The occurence of lymph nodules in human bone marrow with particular reference to their number. Kyushu J Med Sci 14: 343

Heilmeyer I (1960) Die alkalische Phosphatase neutrophiler Leukozyten. Dtsch Med Wochenschr 85: 253

Heckner F (1948) Toxisch-reaktive Kernveränderungen der Leukocyten (Pseudopelger) Dtsch Med Wochenschr 73: 47

Hoff F (1959) Vegetatives Nervensystem. In: Heilmeyer L, Hittmair A (Hrsg) Handbuch der gesamten Haematologie, Bd 2/2, 1. Teilband. Urban & Schwarzenberg, Berlin München, S 167

Hoyer A (1978) Überlegungen zur Anwendung der EDV in der cytologischen Knochenmark-Diagnostik. Diss, Berlin

Jamshidi K, Swaim WR (1971) Bone marrow biopsy with unaltered architecture: A new biopsy devisor. J Lab Clin Med 77: 335–342

Kaplow LS (1955) A histochemical procedure for localizing and evaluating leucocyte alkaline phosphatase activity in smears of blood and marrow. Blood 10: 1023

Labedzki L, Grips KH (1974) Chronische Monozytenleukämie. Dtsch Med Wochenschr 99: 690

Lampert F, Lau, B (1977) Blut und Knochenmark bei der Pubertätsmagersucht. Therapiewoche 27/39: 6797

Lefkowitz M, Lefkowitz E (1977) Naked megakaryocyte nuclei. A clue to malignancy. Cancer 4: 1497–1500

Leibetseder F (1952) Die Erythropose bei den Eisenmangelanaemien. Acta Haemat 8: 161

Lennert K, Stein H, Kaiserling E (1975) Cytological and functional criteria for the classification of malignant lymphoma. Br J Cancer [Suppl] 31/II: 29

Liu, ChT, Dahlke MB (1967) Bone marrow findings of reactive plasmocytosis. Am J Clin Path 48: 546

Löffler H (1961) Cytochemischer Nachweis von unspezifischer Esterase in Ausstrichen. Klin Wochenschr 39: 1220

Löffler H (1969) Zytochemische Klassifizierung der akuten Leukosen. In: Stacher A (Hrsg) Chemo- und Immunotherapie der Leukosen der malignen Lymphome. Bohmann, Wien, S 120

Makryocostas K, Kurkumeli X (1958) Über passagere Knochenmarkaplasie (Owren-Syndrom). Z Inn Med 39: 189

Marchal G, Duhamel G (1966) Les nécroses de la moelle osseuse. Sem Hop (Paris) 42: 488

Marschalko T v (1895) Über die sogenannten Plasmazellen, ein Beitrag zur Kenntnis der Herkunft der entzündlichen Infiltrationszellen. Arch Dermatol Syphilol 30: 3

Mason JE (1974) Thrombocytosis in chronic granulocytic leukemia. Blood 44: 483

Mathé G, Schwarzenberg L, Mery AM, Cattan A, Schneider M, Amiel JL, Schlumberger JR, Wajcner G (1966) Extensive histological and cytological survey of patients with acute leukaemia in "complete remission". Br Med J 12: 640

Merker H (1968) Cytochemie der Blutzellen. In: Heilmeyer L (Hrsg) Handbuch der inneren Medizin, Bd II/1. Springer, Berlin Heidelberg New York, S 130

Meuret G, Fliedner TM (1970) Zellkinetik der Granulopoese und des Neutrophilensystems bei einem Fall von zyklischer Neutropenie. Acta Haematol (Basel) 43: 48

Müller-Hermelingk HK (1974) Characterization of the B-cell and T-cell Regions of Human lymphatic tissue through enzyme histochemical ATPase and 5$^-$nucleotedase activities. Virchows Arch (Cell Path) 16: 371

Nathwani BN, Rappaport H, Moran, EM (1978) Malignant lymphoma arising in angioimmunoblastic lymphadenopathy. Cancer 41/2: 578–606

Owren PA (1948) Congenital hemolytic jaundice. The pathogenesis of the hemolytic crisis. Blood 3: 231

Pralle H, Schroeder, R. Löffler H (1974) Plasmazelleinschlüsse bei Mangel an saurer Maltase (Glycogenose Typ II). Klin Wochenschr 52: 653

Pribilla W (1958) Die Knochenbiopsie als diagnostische Methode bei generalisierten Markerkrankungen. Folia Haemat 2: 377

Quattrin N, De Rosa L, Quattrin S Jr, Cecio A (1978) Sea blue histiocytosis. A clinical cytologic and nosographic study on 23 cases. Klin Wochenschr 56: 17

Ross Ch (1976) Zum Problem Hypersplenismus – splenogene Markhemmung. Diss, Berlin

Rubenstein MA (1968) Pure red cell aplasia as a manifestation of leukemia. XII. Congr. Int Soc Hemat New York (abstr), p 27

Saarni M, Linman JW (1968) Myelomonocytic leukemia: disorderly proliferation of all marrow cells. XII. Congr. Int Soc Hemat New York (abstr), p 27

Schaefer HE, Flentje M, Fischer R (1979) Tartrate resistant acid phosphatase (TSP) in monocytes. A hitherto unknown phenomenon. ISH 5th meeting Hamburg (abstr IV), p 42

Schilling V (1957) Die exakte Definition des stabkernigen Neutrophilen. Die Medizinische 1: 30

Schubothe H, Raju S, Wendt F (1966) Hyperplasie lymphoider Reticulumzellen im Knochenmark bei idiopatischen autoimmunhaemolytischen Anaemien vom Wärmeantikörpertyp. Klin Wochenschr 44: 1319

Trautmann F (1961) Besondere Formen von Megakaryocyten (Mikrokaryocyten) im Stermalpunktat der chronischen myeloischen Leukose . Berl Med 12: 484 Undritz E (1966) Die Alius-Grignaschi-Anomalie: Der erblich-konstitutionelle Peroxydasedefekt der Neutrophilen und Monocyten. Blut XIV: 129

Vita de VT, Mason jr JE, Canellos GP (1974) Thrombocytosis in chronic granulocytic leukemia: incidence and clinical significance. Blood 44: 4

Weicker H (1957) Das Maß-, Mengen- und Zeitgefüge der Erythropoese und physiologischen und pathologischen Bedingungen. Schweiz Med Wochenschr 87: 1210

Weingärtner KR (1973) Vergleichende Untersuchungen der Proliferation und morphologischen Veränderungen von Knochenmarkzellen bei Alkoholikern, Patienten mit Leberzirrhose und Normalpersonen in vivo und in vitro. Diss., Berlin

Wirthmüller R (1978) Cytochemische Differenzierung normaler und leukämischer Lymphocyten-Subpopulationen. Diss, Berlin

Yoffey JM (1970) Experimental approaches to the stem cell problem in postnatal life. In: Matoth YS (ed) Erythropoiesis. Academic Press, New York London, p 105

Zacharski LR, Linman JW (1969) Chronic lymphocytic leukemia versus chronic lymphosarcoma cell leukemia. Am J. Med 47: 75

Sachverzeichnis

Abt-Letterer-Siwe-Syndrom 60
Adrenalin 42
Aethiocholanolon-Fieber 44
Agranulozytose 18, 33, 42
Akanthozyten 35
Aldersche Granulationsanomalie 46
Aleukie, hämorrhagische 44
Alius-Grignaschie-Anomalie 18
Alkoholismus 37, 39
Allergie 32, 52, 56
ALP-Index 19, 42, 47, 54, 57, 59
Amitose 23
Amyloidose 71
Anämie 2, 16
–, agastrische 37
–, aplastische 39, 40
–, autoimmunhämolytische 17, 34
–, dyserythropoetische, congenitale 33, 40
–, hämolytische 15, 17, 38, 39
–, hepatogene 37
–, hyperchrome 18
–, hypochrome, mikrozytäre 16, 18, 35
–, hypoplastische 39
–, nephrogene 16, 38
–, perniziöse 15, 17, 18, 27, 33, 38
–, – dekompensierte 37
–, renale 33, 38
–, sideroachrestische 15, 17, 33, 63
–, sideroblastische 36
Anaphase 11, 54
Anhydrie 58
Anisozyten 34

Atlanten 1, 26, 73
Atypien 2, 15, 40
Auerstäbchen 13, 18, 49, 50
Ausstrich, Dichte 5
– Präparat des Knochenmarks 26
– aus Punktat 4, 5, 13 ff.
–, Technik 3
Auswertbogen für die Befundung 13, 14
Autoaggressionskrankheit 52
Autoantikörperanämie 34
Autoimmunerkrankung 43, 44
Autoimmunkrankheit 22

Ballmitosen 54
Bartonellose 52
Basophile 20, 32, 47
Basophilen-Leukämie 50, 53
Basophilie 53
Basophiloblast 21, 24, 28
Beckenkammpunktat 13
Beckenkammpunktion 2
Befundung des Knochenmarks 12, 15, 26
Berliner-Blau-Reaktion 6, 13 ff., 27, 36, 37, 49
Bestrahlung, ionisierende 2, 34, 52, 56
Blasten 51, 62
–, atypische 48
–, Gehalt 48
–, Krise bei CML 66
–, leukämische 14, 48
Blei 34, 37
Blockade 32
Blut 23

Blutausstrich 19
Blutbild 13, 14, 32
Blutbefund 51
Blutlymphozyten 10, 13, 24, 26
Blutplasmazellen 71
Blutspeicher, vergrößerter marginaler 33, 45
–, zirkulierender 42
Blutung 32, 35
Blutungsanämie, chronische 16, 35, 55
Blutungsneigung 3, 55
Blutzellen 21, 32
B-Lymphozyten 16, 18, 19, 22, 23
Brillantkresylblau 9
Bröckchen-Quetschpräparat 4, 5
Burkitt-Tumor 68
Burr-Zellen 39
B-Zell-Leukämie 49, 65, 68
B-Zell-Lymphoblastom 68

Cabot-Ring 41, 54
cells, transitional (Yoffey) 28
Chalon 21, 45
Chloramphenicol 39
Chlorose 35
Chorea 52
Chromosom, Philadelphia 48, 54
Clasmatozytose 67, 68
Colonkarzinom 52

Definition des Therapieeffektes 51
Diagnostik 1, 34 ff.

Diathese, hämorrhagische 35, 58, 60, 72
Differentialdiagnostik der Leukämie 48, 49, 51
Differentialzählung des Knochenmarks 5, 10, 43, 56
Differenzierung 23
–, fehlerhafte 33
–, genuine Hemmung 32
–, mangelhafte 33
–, toxische Hemmung 33
Di-Guglielmo-Syndrom 53
Doehle-Körperchen 42, 46
Dokumentation, mikrokinematographische 21ff.
– in vitro Transformation 21
Doppelkern 41
Dystrophia musculorum progressiva 47

Ebl MI 11, 26, 43
Echinococcus 57
Eisen, Allergie 52
Eisenangebot, übermäßiges 33
Eisenbehandlung 2, 13, 15, 33, 36, 37
Eisenmangel 15, 33, 38
Eisenmangelanämie 16, 17, 27, 35
Eisenmangelkrankheit 15
Eisenspeicherung 15, 17, 33, 36, 41
Eiterung, chronische 55
Eiweißmangelanämie 39
Elemente, knochenmarkfremde 13
Elliptozyten 35
Elliptozytose 35
Encephalitis, Spätfolgen 57
Endomitose 23
Endophlebitis hepatica 57
Enteritis 46
Entkernungsfigur 30
Entscheidungsbaum 16, 17
Enzymopathie 34, 35

Eosinopenie 42, 57
Eosinophile 13, 18, 32
Eosinophilen-Leukämie 18, 49, 52, 54
Eosinophilie 12, 52, 56, 65
Epitheloidzelle 41, 59, 69
Erkrankung, bakterielle 41
– des monozytären Systems 59
–, rheumatische 45
Erschöpfbarkeit 33
Erythrämie, akute 16, 18, 27, 33, 37, 49, 53, 54, 60, 68
Erythroblasten 11, 12, 13, 18, 19, 20, 21, 23, 39, 59
–, basophile 11, 12, 24, 26, 30
–, oxyphile 11, 24, 30
–, polychromatische 11, 12, 18, 21, 24, 30
–, reife 11, 24, 30
Erythroblastopenie 39
Erythroblastophthise 33, 39
Erythrocytose 56, 57
–, dysregulatorische 57
Erythrokonten 30
Erythro-Leukämie 18, 33, 47, 49, 51, 54, 55
Erythropoetin 57
–, Mangel 33, 38
Erythrozyten 21, 26, 32
–, phagozytierende Retikulumzellen 34
Erythrozytopoese 13, 16, 24, 26
–, angeregte 16, 34, 35, 36
–, ineffektive 27
Esterase, α-Naphthylacetat- 7, 13, 14, 16, 19, 27, 28, 48, 49, 50, 54, 59, 62
–, Naphtol-AS-Acetat- 8, 52
–, Naphtol-AS-D-Chloracetat- 15
Ewing-Sarkom 60
Exsiccose 58

Färben nach Giemsa 15
– nach Pappenheim 6, 13, 14, 59

Faktoren, inhibierende 21
–, stimulierende 21
Favismus 52
Fehlsteuerung, negative 32
–, positive 32
Fettgehalt 9, 13, 14
Fettgewebe 63, 70
Filariasis 52
Fischbandwurm 37
Fließgleichgewicht 21, 32
Folsäuremangel 33, 37
Forsell-Syndrom 57
Fremdbesiedlung 33

$\frac{G}{E}$ Index 11, 12, 14, 16, 18, 23, 24, 42, 43, 47, 48
Gänseblümchenkern 30
Gammopathie, monoklonale 69
Gargoylismus 18
Gaucher-Zellen 27, 40, 47, 61
$\frac{Gb}{Gz}$ Index 12, 24
Gefäßendothelporen 23
Gegenregulation 33
Gesunde 23, 24, 26
Gewebe, lymphatisches 22, 23
Gewebsbasophilen-Leukämie 53
Gewebsmastzellen 13, 16, 18, 20, 24, 27, 71
Giemsa-Lösung 6
Gigantoblasten 16, 31, 35, 39, 40, 41, 53, 54
Glanzkörner 20
Glukokortikoid 42
Granulation, azurophile 19, 28
–, basophile 30, 46
–, degranulierte 30
–, eosinophile 19, 29
–, neutrophile 19, 29
–, toxische 13, 29, 41, 46
Granulationsanomalie, Aldersche 46

Granulationsknötchen 60
Granuloblasten 11, 12
–, Proliferation 26
Granulom, eosinophiles 60
Granulozyten 11, 12, 18, 32
–, basophile 18, 21, 30
–, eosinophile 21, 29
–, neutrophile 51
–, segmentkernige, neutrophile 29
Granulozytopenie 45
Granulozytopoese 13, 16, 18, 24, 33, 41
Gravidität 35, 37
Gr MI 11, 26, 34, 43

Haarzellen 22, 27
Haarzell-Leukämie 64
Haemalaun nach Mayer 7, 8
Hämatopoese, extramedulläre 59
Hämochromatose 37
Hömoglobin 51
–, A_2 35
–, F 35
–, instabiles 35
–, S 35
Hämoglobinopathie 34, 37
Hämolyse 16, 32, 34, 38, 42
Haemophilie 3
Hämozytoblasten 13, 18, 21, 23, 37, 50, 54
Hakenwürmer 71
Handspiegelform 26
Heinz-Innenkörper 9, 34, 35
Heinz-Körper-Anämie 35
Helmzellen 34, 39
Hepatitis, epidemica 59
Hiatus, leucaemicus 50
Hirntumor 57
Histiozyten 10, 13, 16, 18, 19, 20, 21, 24, 27, 53
–, Eisenspeicherung in 13
– der Milz 45
–, phagozytierende 10, 13, 27, 69

–, seeblaue 13, 27, 40, 47
Histiozytose 60
–, maligne 60
–, reaktive 61
–, seeblaue 61
Histiozytosis X 33, 60
Hodgkin-Sarkom 60, 67
Hodgkin-Zellen 59
Howell-Jolly-Körperchen 54
Hydantoin 37
Hypersegmentierte 23, 35, 38
Hypersplenismus 44, 45, 56
Hypophysentumor 57

Idiotie, amaurotische 47
Immunerkrankung 64
Immunglobuline 18, 22
Immungranulozytopenie 32
Immunoblasten 13, 22, 23, 26, 69
Immunoblastom 67, 69
–, leukämisches 69
Immunozytom 18, 64, 66, 67
–, lymphoplasmozytisches 71
–, lymphoplasmozytoides 67
–, polymorphes 67, 69
Indikation zur Knochenmarkuntersuchung 2
Infekt, akuter 16, 41
–, bakterieller 32, 59
–, chronischer 16, 41, 59, 67, 72
–, rheumatischer 71
Infektanämie 15, 38
Infektion 56
Infektleukozytose 44
Insuffizienz, kardiopulmonale 32
–, myeloische 43
Interquantilbereiche 24
Intoxikation 34, 39, 43, 56, 57
–, Blei 34, 57
–, Benzol 46, 57

Jamshidi-Punktat 13

Jamshidi-Punktion 2, 3, 5
Jugendliche 13, 29

Kalar-Azar 52, 61
Kapillarendothelien 10
Karyolyse 41
Karyorhexis 16, 30, 41, 53, 54
Karzinom 42, 57, 67, 69, 71
–, anaplastisches 69
Karzinommetastasen 12, 33, 69, 72
Karzinomzellverbände 12, 33, 71
Karzinose 2, 3, 31, 56, 71
Kern, nackter 30, 31
Kernabsprengung 37, 53
Kernanomalie, Pelger-Huet 46
Kernchromatinbrüche 40
Kernechtrot 7, 15
Kern-Plasma-Reifungsdissoziation 30, 40, 53
Kern-Plasma-Verhältnis 27, 29, 31, 50
Kernschatten, Gumprechtsche 49, 64
Kerntrümmer 30
Kernvergrößerung 23
Kiel-Klassifikation, neue, nach Lennert 22
Kind 25
Kinetik der Haematopoese 1, 21
Klon 21, 22, 23
Knochenkarzinose 55
Knochenmark 21 ff.
–, aplastisches 51
–, blutbildendes, rotes 22
–, normales 21
–, pathologisches 32
Knochenmarkaplasie (Owren) 35, 39, 48
Knochenmarkbiopsie 4
– nach Bartelheimer 5
–, post mortale 4
– nach Pribilla 5

80

Knochenmarkdiagnose 14, 16
Knochenmarkhistologie 5, 58
Knochenmarkkarzinose 31, 71
Knochenmarklymphozyten 10, 13, 24, 26, 27, 33
Knochenmarkpunktat 13, 23
Knochenmarktrepanation 58
– nach Burkhardt 3, 4
Knochenmarkzytologie 1, 2, 5
Kollagenose 32, 59
Kolonieversuche 21
Kolonietechnik 23
Krise, erythroblastopenische 35
Kugelzellenanämie 34
Kwaschiorkor 39

Leber 22
Lebererkrankung 16, 39, 57
–, chronische 37
Leberinsuffizienz 46
Leberzirrhose 32, 42, 57, 71
Leishmaniose 52
Lennerts Lymphom 69
Leukämie, akute 49
–, – lymphatische 33, 49, 67
–, – monozytäre 16, 49, 61, 67
–, – myeloische 16, 18, 32, 49, 50, 54, 62, 66
–, – undifferenzierte 33, 49, 50
–, – unreifzellige myeloische 48, 49
–, chronisch lymphatische 3, 16, 18, 33, 49, 63, 64, 67, 71
–, – monozytäre 16, 61, 62
–, – myeloische 16, 18, 19, 47, 54, 55, 57, 58, 62, 66
–, lymphatische 63
–, myelo-monozytäre 33, 49, 61, 62
–, oligoblastische 33, 51, 61

Leukämoid, eosinophiles 52
leukemia, smouldering 40, 51, 61, 62
Leukopenie 2, 38
Leukozytenanomalie, Chediak-Steinbrinck 46
–, May-Hegglin 46
Leukozytenkonzentrat 19
Leukozytopoese, pathologische 46
Leukozytose 2, 34, 41, 42, 44, 57
–, entzündliche 16, 41
–, reaktive 43
–, transistorische 43
Linksverschiebung 15, 17, 41, 46
– der Erythropoese 37
Lues 44, 67
Lupus erythaematodes visceralis 44
Lymphadenitis Piringer-Kuschinka 65
Lymphadenose, chronische aleukämische 64
Lymphe 23
Lymphknoten 22
Lymphoblasten 10, 13, 16, 18, 22, 26
– – Leukämie 18, 50, 51, 62, 65 ff.
–, pathologische 26
Lymphoblastensarkom 63
Lymphoblastom 68
–, undifferenziertes 68
Lymphogranulomatose 59, 65
Lymphogranulomatosis 69
Lymphoidzellen 22, 27, 64, 71
Lymphom, kleinzelliges 64
–, leukämisches 64
–, malignes 12, 33, 39, 40, 66, 67
–, Non-Hodgkin 66 ff.
–, zentroblastisch-zentrozytisches 67
Lymphonodulus 22, 34, 59, 64

Lymphopoese 13, 22, 24
Lymphosarkom 18, 66
Lymphozyten 18, 20, 21, 23
Lymphozytose, infektiöse 64
Lysosomen, sekundäre 20, 46

Makroblast 30
Makrophagen 27, 30, 32, 42
Malabsorption 37
Malaria 52, 56
Mammakarzinom 57
Marker 17, 27, 66
Markhemmung, splenogene 16, 44, 45
Markmetaplasie, epitheloidzellige 16
–, lymphatische 16
–, retikuläre 16
Mastozytom 53
Mastozytose 52, 53
Mastzellen-Leukämie 53
Materialentnahme 2
May-Grünwald-Lösung 6
Medianwerte 24
Megakaryoblasten 11, 13, 16, 21, 24, 31
–, – Leukämie 55
Megakaryozyten 11, 13, 16, 18, 19, 21, 24, 31
–, gelappte 31
–, – Leukämie 16, 32, 55, 56
–, übersegmentierte 13, 31, 33
–, zerfallende 31
Megakaryozytenkern 31
Megakaryozytopenie 56
Megakaryozytophthise 56
Megaloblasten 13, 16, 30, 33, 34, 37, 38, 54
Megaloblastoide 13, 16, 31, 37, 38, 54
Megalozytopoese 16, 37
Mehrkernigkeit 28, 31
Melanom 33, 69
Metamyelozyten 10, 12, 19, 24, 29

Metaphase, frühe 11
–, späte 11
Methylenblau, Löfflers 7, 8
Mikro-Erythroblasten 36
Mikro-Erythrozyten 35
Mikrokaryozyten 13, 16, 31, 47, 57
Mikroskopieren 9
Mikrozyten 36
–, hypochromatische 33
Milz 22, 55, 57
Milztumor 33, 45, 48, 55, 64
Milzvenenthrombose 18
Mitogene 22
Mittelmeeranämie 35
Mitosen 10, 11, 12, 13, 23, 29, 54
–, sukzessive 21, 23
Mitoseindex 12, 24, 50
– der Erythrozytopoese 11, 26, 43
– der Granulozytopoese 11, 26, 34, 43
Mongoloismus 46
Monoblasten 12, 13, 18, 19, 21, 24, 28, 30, 62
–, – Leukämie 49, 50, 51, 54, 61
–, – Sarkom 32, 61, 63
–, –, – aleukämisches 69
Mononukleose 22, 59, 64, 65, 70
Monozyten 11, 13, 18, 19, 21, 24, 30, 32, 59
–, – Leukämie, chronische 61, 62
Monozytose 19
–, reaktive 44, 59
Morbus Boeck 52
– Brill-Symmers 67
– Cushing 57
– Fabry 61
– Felty 45
– Gaucher 61
– Hodgkin 18, 31, 32, 52, 59, 67
– Niemann-Pick 61
– Pfeiffer 59, 66

– Pompe 70
– Waldenström 16, 33, 53, 59, 64, 66, 69, 71
– Werlhoff 56
Morphologie 26
Mottzellen 28, 70
Muskelarbeit 42
Myelitis, chronisch-interstitielle 53
Myeloblasten 10, 12, 13, 15, 19, 20, 21, 23, 24, 28, 34, 36, 47, 48
–, – Leukämie, akute 16, 33, 49, 50, 51
Myelom 69
–, diffuses 69
–, multiples 69
Myelopoese 21, 22
Myelotomie nach Burkhardt 4, 5
Myelozyten 10, 12, 13, 19, 21, 28
–, basophile 10, 29, 47
–, eosinophile 10, 24, 29
–, neutrophile 24, 29
Myxom 57

Nasopharynginal-Karzinom 69
Nebennierenkarzinom 57
Neutropenie 42, 45
–, autoimmune 44
–, chronische 44
–, erworbene 44
–, genuine 33
–, hereditäre 44
–, zyklische 33, 44
Neutrophile 18
Neutrophilie 41
Neutrophilen-Leukämie 47
Nierenarterienstenose 57
Nilblau 9, 34
Nomenklatur, Hinweise 26
Non-Hodgkin-Lymphom 16, 66, 67
Normalwerte 23
– des Knochenmarks 25
Nukleolen 27, 30, 49

Oberflächenmarkierung 27, 66
Osteoblasten 13, 18, 19, 28, 72
Osteoklasten 13, 19, 23, 28, 72
Osteomalazie 52
Osteomyelitis 44
Osteomyelofibrose 3, 32, 37, 53, 55, 58
Osteomyelosklerose 54, 57, 58
Ovalozyten 35
Ovarialkarzinom 52, 57
Ovarialtumor 57
Owren-Syndrom 35, 39
O-Zellen 21 ff.
O-Zell-Leukämie 49, 65, 66
O-Zell-Lymphoblastom 68

Pankreaskarzinom 52
Panmyelopathie 16, 18, 40, 62
Panmyelophthise 32, 33, 39, 53
Panzytopenie 40, 60
Pappenheim 6, 9, 14, 21, 26, 29
Parablasten 48, 50
Paraerythroblasten 16, 53
Paragranulom, lymphozyten-reiches 60
Paraproteinämie 71
Parasiten 32, 42, 52
PAS-Reaktion 7, 13, 14, 18, 26, 27, 48, 49, 50, 54, 65
–, Kugeln 18, 67, 71
Pelger-Formen 13, 46, 62
Periarteriitis nodosa 52
Peroxydase-Reaktion 6, 13, 14, 17, 18, 27, 46, 48, 49, 50
–, Defekt, erblicher 18
Phagozyt 30
Phasenkontrastbeobachtung 6, 41, 54
Phenothiazin 43
Phenylhydrazin 34

Phosphatase, alkalische 8, 13, 19
–, saure 8, 13, 19, 27
–, –, Tatrathemmung 8, 64
Plättchen 21
Plasmazell-Leukämie 70
Plasmazellen 10, 13, 16, 18, 19, 23, 24, 42, 70, 71
–, atypische 16, 28, 70
–, flammende 28, 70
– nach Marschalko 22, 23, 27, 69
–, Mitoseindex 42
Plasmoblasten 13, 16, 28, 69, 70
Plasmozytom 12, 16, 33, 39, 66, 69, 70
Polyploidisierung 21, 54, 55
–, amitotische 21
–, endomitotische 21
Pneumonie 46
Poikilozyten 34
Polyarthritis, primär chronische 45, 59, 67
Polychromasie 34
Polycythaemia vera 16, 18, 32, 55 ff.
Polyglobulie 16, 47, 56
–, juvenile 57
–, kompensatoriache 57
–, – kardiopulmonale 16, 57
–, symptomatische 57
Proerythroblasten 11 ff., 18, 21, 23, 24, 30, 31, 34
Proliferation, hämatopoetische 23
–, Speicher 29
–, verstärkte 32
–, – genuine Erkrankung der 32
Prolymphozyten 13, 18, 26, 59, 64, 65, 67
–, Leukämie 65, 67
Promegakaryozyten 11, 16, 24, 31
Promonozyten 10, 12, 13, 19, 21, 24, 29, 30, 62
–, – Leukämie, akute 61

Promyelozyten 10, 12, 13, 18, 19, 21, 23, 24, 28, 29, 48, 50
–, basophile 28
–, eosinophile 28
–, – Leukämie, akute 16, 33, 49, 50, 66
Prophase 11
Prozeß, rheumatischer 41
Pseudo-Gaucher-Zellen 61
Pseudoneutropenie 45
Pseudo-Pelger-Zellen 13, 42, 46
Punctio sicca 3, 58
Punktierung, basophile 34, 40, 54
pure red cell anemia (PRCA) 39
Purpura, idiopathische thrombozytopenische 56
–, thrombotisch-thrombozytopenische, akute 56

Randspeicher 42
Reaktion, erythroleukämoide 55
–, leukämoide 48
–, lymphatische 64
–, monozytäre 59, 62
–, zytochemische 49, 67
Rechtsverschiebung 15, 17, 36
Reed-Sternberg-Zellen 59
Regulation 32, 38
Reifung 23, 33
Reifungsstop 32
Rekonstruktionsphase 11
Remission 51
Retikuloendotheliose 60
Retikulosarkom 67
Retikulozyten 9
Retikulozytose 34
Retikulum 13, 16, 17, 24
Retikulumzellen 9, 10, 18, 24
–, große 13, 21, 27
–, kleine 13, 22, 26, 27
–, phagozytierende 24
–, Übergangsformen 13

Rezidiv 51
Riesengranulation 46
Riesenkern 31
Riesenmetamyelozyten 23, 35, 38
Riesenplättchen 55
Riesenstabkernige 13, 33, 35, 38
Riesenthrombozyten 46, 59
Riesenzell-Retikulose 61
Riesenzellen 21
–, atypische 31, 59
–, vakuolisierte 13
Ringsideroblasten 13, 15, 17, 36, 54
Röntgenbestrahlung 18, 40
Rosetten-Erythrozyten 19, 26, 64
Rundzellensarkom 60
Russell-Körperchen 71

Salmonellose 42
Scharlach 46, 52
Schaumzellen 13, 27, 34, 53, 61
Schiffsches Reagenz 7
Schilddrüsenerkrankung 39
Schistomosiasis 52
Schistozyten 34
Schminke-Tumor 69
Schub, haemolytischer 35
Schüller-Christian-Hand-Krankheit 60
Schwangerschaftsanämie 36
Schwere-Ketten Krankheit 71
Schwimmprobe 5
Segmentkernige 11 ff., 18
–, basophile 11
–, eosinophile 11, 24
–, neutrophile 21, 24
Seminom 69
Sepsis 46
Serumkrankheit 52
Sézary-Syndrom 18, 65
shedding 67
Sichelzellenanämie 35
Sideroachresie 15, 16, 36
Sideroblasten 13, 15, 17, 37

Sideromakrophagen 15, 27, 35
Siderozyten 13, 15, 17
Sinusendothelien 19, 21
Sinusoidzellen 27
Sklerodermie 52
Speicherkrankheit 2, 61
Sphärozyten 34
Sphärozytose 34
Spindelform 26
Splenomegalie 2, 33, 45, 48
Stabkernige 11ff., 24
Stammbaum 21, 22
–, myelopoetischer 22
Stammzelle 21, 28
–, determinierte, kleinere 21
–, granulopoetisch determinierte 28
–, haematopoetische 21, 23
–, mehrkernige 31
–, pluripotente 21, 23, 32
–, Polyploidisierung 32
–, undifferenzierte 49
Stammzellenreihe 21
Stammzellensarkom 61, 63
Stanzzylinder 5
Stechapfel-Erythrozyten 35, 39
Sternalpunktat 13
Sternalpunktion 2
–, Prämedikation 3
Sternhimmelzellen 68
Stimulation 23
Stomatozyten 35
Strahlenschäden 38
Stress 42, 59
Sudan-Schwarz B 9, 13
Sudanophobie 20
Sudanophilie 19
Sulfonamid 34
System, hämatopoetisches 21, 23
–, monozytäres 59
–, myelopoetisches 23
Systematik 34
Systemerkrankung, lymphatische 59
Telophase 11
Thalassaemia minor 35, 54, 57
Therapie-Effekt 51
Thrombose 52, 55

Thrombozyten 19, 31, 32, 50
Thrombozytenagglomerate 58
Thrombozytenfahnen 55
Thrombozythämie 55
Thrombozytopenie 2, 3, 55, 56
–, autoimmune 56
–, essentielle 56
–, idiopathische 18, 32
–, splenogene 45
–, symtomatische 56
Thrombozytopoese 13, 17, 24
Thrombozytose 2, 32, 55
Thrypanosomiasis 52
Thymom 39, 66
Thyphus abdominalis 42
Tiefenbestrahlung 34, 39
–, ionisierende 2, 40
T-Lymphozyten 16, 18, 19, 22, 23
Toluidinblau 49, 50, 53
Tonsillen 22
T-Prolymphozyten 19
Tuberkulose 38, 42, 44, 57, 59, 67, 71
Tüpfelung, basophile 41, 54
Tupfpräparat 5
Tumor 15, 34
Tumorzeichen, sekundäre 71, 72
Tumorzellen 71
Typ Blackfan-Diamond 39
T-Zellen 26
T-Zell-Leukämie 18, 49, 64, 65, 66, 69
T-Zell-Lymphoblastom 68
T-Zonen-Lymphom 52, 65

Urticaria 44
–, pigmentosa 53
Ursprungszellen 21
Uterusfibrom 57

Västerbotten-Anomalie 54
Vakuolen 20, 30, 39, 54, 68
Vakuolisierung, erbliche der Leukozyten 47

–, – der Lymphozyten 47
Verbrauchskoagulopathie 56
Virusinfektion 19, 32, 39, 41, 47, 59, 70
Vitamin B_{12} 2, 38, 52
–, Bestimmung 48
–, Mangel 33, 37, 38, 63

Wachstum 23
Wanderformen 16, 26, 49, 54

Zählvordruck 10
Zellarten, pathologische 16
Zellatypien 14, 16
Zelldichte 13
Zelleinschlüsse 30
Zellen, atypische, mononukleäre 50, 59, 62, 71
–, hämatopoetische 23
–, leukämische 48
–, lymphatische 23
–, teilungsfähige 12
–, tetraploide 23
–, zweikernige 23
Zellgehalt 48
–, aplastischer 48
Zellvergrößerung 23
Zellzählung des Knochenmarks 5
Zentroblastom 67, 69
Zentroblasten 67, 68
Zentrozyten 22, 66, 67, 71
–, anaplastische 68
–, anisozytotische 68
Zentrozytom 66, 68, 71
–, anaplastisches 68
Zytochemie 6, 16, 26, 49
Zytokinese 21
Zytoplasma, Absprengung 67
–, Degeneration, wolkige 3
–, Einschlüsse 40
–, Felderung 31
–, Fortsätze 30, 31
–, Fusion 21, 23
–, –, endomitotische 21
–, –, postmitotische 21, 23
–, vakuolen 39, 54, 56

Experimental Hematology Today 1979

Editors: S. J. Baum, G. D. Ledney
1979. 123 figures, 86 tables.
XVII, 267 pages
Cloth DM 118,–
ISBN 3-540-90380-1

H. Begemann, J. Rastetter
Atlas der klinischen Hämatologie

Begründet von L. Heilmeyer, H. Begemann
Mit Beiträgen über die Feinstruktur der Blutzellen und ihrer Vorläufer von D. Huhn und über tropische Krankheiten von W. Mohr
3., völlig neubearbeitete Auflage. 1978. 228 Abbildungen, davon 194 farbig, 11 Tabellen. XV, 275 Seiten
Gebunden DM 298,–
ISBN 3-540-08702-8
Vertriebsrechte für Japan:
Maruzen Co. Ltd., Tokyo

Hämatologie

Physiologie, Pathologie, Klinik

Herausgeber: E. Kleihauer
Unter Mitarbeit von E. Kohne, D. Niethammer
Mit Beiträgen von E. Kleihauer, E. Kohne, D. Niethammer, R. Haas, H. Rasche, A. Olischläger, U. Bienzle
1978. 101 Abbildungen, 235 Tabellen. XIV, 608 Seiten
Gebunden DM 98,–
ISBN 3-540-08620-X

H. Huber, D. Pastner, F. Gabl
Laboratoriumsdiagnose hämatologischer und immunologischer Erkrankungen

Unter Mitarbeit von H. Asamer, W. R. Mayr, F. Schmalzl
Mit einem Vorwort von H. Braunsteiner
1972. 36 Abbildungen. XXIV, 381 Seiten
Gebunden DM 84,–
ISBN 3-540-05615-7

M. Bessis
Blood Smears Reinterpreted

Translated from the French by G. Brecher
1977. 342 figures, some in color.
XV, 270 pages
Cloth DM 96,–
ISBN 3-540-07206-3

R. Burkhardt
Hämatologie

1978. 8 Abbildungen. VIII, 138 Seiten
(Taschenbücher Allgemeinmedizin)
DM 24,–
ISBN 3-540-08901-2

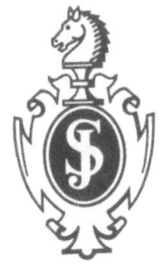

Springer-Verlag
Berlin
Heidelberg
New York

Immunobiology of Bone Marrow Transplantation

International Seminar of the Institut für Hämatologie, GSF, Munich, under the auspices of the European Communities, March 8–10, 1979, Neuherberg/München
Editors: S. Thierfelder, H. Rodt, H. J. Kolb
1980. 123 figures, 123 tables. XV, 430 pages (Hämatologie und Bluttransfusion, Band 25)
DM 98,–
Reduced price for the subscribers of the journal "Blut"
DM 78,40
ISBN 3-540-09405-9

Lymphocyte Hybridomas

Second Workshop on "Functional Properties of Tumors of T and B Lymphocytes" Sponsored by the National Cancer Institute (NIH)
April 3–5, 1978 Bethesda, Maryland, USA
Editors: F. Melchers, M. Potter, N. Warner
Reprint. 1979. 85 figures, 86 tables. XXI, 246 pages
DM 29,80
ISBN 3-540-09670-1

G. Weiss

Laboruntersuchungen nach Symptomen und Krankheiten

Mit differentialdiagnostischen Tabellen
Unter Mitarbeit von G. Scheurer, N. Schneemann, J.-D. Summa, K. H. Welsch, U. Wertz
2., korrigierte Auflage. 1979. 11 Abbildungen, 62 Tabellen. XII, 906 Seiten
Gebunden DM 68,–
ISBN 3-540-09768-6

E. Kelemen, W. Calvo, T. M. Fliedner

Atlas of Human Hemopoietic Development

Foreword by M. Bessis
1979. 343 figures, 204 in color, 9 tables. XIV, 266 pages
Cloth DM 368,–
ISBN 3-540-08741-9

R. D. Neth

Blutbild und Urinstatus

Unter Mitarbeit von Heidi Aust und dem Stationslaboratorium der Universitätskinderklinik Hamburg-Eppendorf
1979. 23 z. Tl. farbige Abbildungen, 8 Tabellen. X, 78 Seiten
DM 35,–
Mengenpreis ab 20 Exemplare DM 28,–
ISBN 3-540-09353-2

Strategies in Clinical Hematology

Editors: R. Gross, K.-P. Hellriegel
1979. 22 figures, 33 tables. X, 140 pages (Recent Results in Cancer Research, Volume 69)
Cloth DM 48,–
ISBN 3-540-09578-0

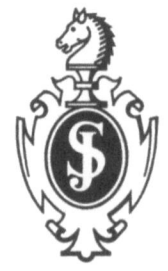

Springer-Verlag
Berlin
Heidelberg
New York

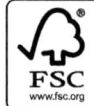

MIX
Papier aus verantwortungsvollen Quellen
Paper from responsible sources
FSC® C105338

If you have any concerns about our products,
you can contact us on
ProductSafety@springernature.com

In case Publisher is established outside the EU,
the EU authorized representative is:
**Springer Nature Customer Service Center GmbH
Europaplatz 3, 69115 Heidelberg, Germany**

Printed by Libri Plureos GmbH
in Hamburg, Germany